Österreich auf den Zahn gefühlt!

Alles was Patienten unbedingt wissen sollten!
3 Zahnärzte erzählen die ungeschminkte Wahrheit über:
Zahnspangen, Zahnersatz und Implantate

DDr. Gerald Jahl
Dr. Viviane Österreicher
Dr. Gernot Österreicher

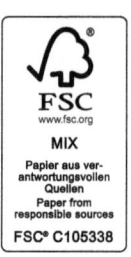

DDr. Gerald Jahl, Dr. Viviane Österreicher, Dr. Gernot Österreicher:
Österreich auf den Zahn gefühlt!
Alles was Patienten unbedingt wissen sollten!
3 Zahnärzte erzählen die ungeschminkte Wahrheit über:
Zahnspangen, Zahnersatz und Implantate

Bibliografische Information der Deutschen Nationalbibliothek:
Die Deutsche Nationalbibliothek verzeichnet diese Publikation in der Deutschen Nationalbibliografie; detaillierte bibliografische Daten sind im Internet über www.dnb.de abrufbar.

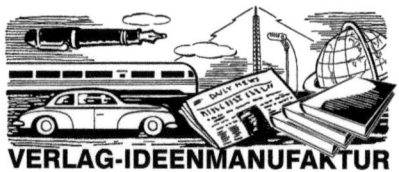

ISBN 9783741295485
© 2016 Gerald Jahl, Viviane Österreicher, Gernot Österreicher

Gesamtlayout: Alois Gmeiner
Covergestaltung: Alois Gmeiner
Coverbild: © reineg/fotolia.com
Bilder: Dr. Viviane Österreicher; Dr. Gernot Österreicher; Fotolia; Dr. Gerald Jahl; Nobel Biocare

www.ideenmanufaktur.info
Herstellung und Verlag: BoD – Books on Demand GmbH

Alle Rechte vorbehalten.

INHALT

Vorwort 5
Zahnspangen – Kieferorthopädie – Kinderzahnheilkunde 7

    1. Einführung – von Dr. Viviane Österreicher 9
    2. Kinderzähne in Österreich – Vergangenheit und Zukunft 10
        Was verbessert werden sollte 41
    3. Behandlung von jüngeren Kindern 42
    4. Fragen zur (Gratis) Zahnspange an Dr. Viviane Österreicher 44
    5. SELBST-CHECK: (Gratis) Zahnspange 49
        Allgemeiner ZAHNSPANGEN-CHECK 49
        Wann bekommt man in Österreich eine
        GRATISZAHNSPANGE? 51

Zahnkronen – Zahnersatz – Paradontologie 53

    1. Einführung – von Dr. Gernot Österreicher 55
    2. Moderner Zahnersatz in Österreich – Vergangenheit und
       Zukunft 57
        Was verbessert werden sollte 80
    3. Moderne Parodontologie in Österreich – Vergangenheit und
       Zukunft 81
        Was verbessert werden sollte 90
    4. Fragen zur 3D Zahnheilkunde an Dr. Gernot Österreicher 91
    5. SELBST-CHECK: Zahnersatz 94
        Allgemeiner ZAHNERSATZ-CHECK 94

Kieferchirurgie – Zahnimplantate 97

    1. Einführung – von DDr. Gerald Jahl 99
    2. Moderne 3D Implantate und Kieferchirurgie in Österreich –
       Vergangenheit und Zukunft 103
        Was verbessert werden sollte 123
    3. Was versteht man unter 3D Praxis? Wo liegt die Zukunft der
       Zahnheilkunde in Österreich? 124
    4. Fragen zu Implantaten an DDr. Gerald Jahl 129

Die Hitparade der 10 größten Irrtümer der Österreicher zum Thema Implantate 134
Die 20 häufigsten Fragen zum Thema Implantate 142
Der Kostenpunkt und Kostenfaktor bei Zahnimplantaten 148
Zahntourismus – Ungarn, Tschechien und Türkei 154
5. SELBST-CHECK: Implantate 158
Allgemeiner IMPLANTATE-CHECK 158
IMPLANTATE-CHECK, wenn Sie bereits
eine Zahnprothese haben 159

Zahnspangen – Zahnersatz – Zahnimplantate 161

Zahnspangen: Welche Möglichkeiten gibt es? 162
Zahnersatz: Welche Möglichkeiten gibt es? 169
Zahnimplantate: Welche Möglichkeiten gibt es? 173

Vorwort

3 österreichische Musketiere im Kampf für den Zahn!

Das war mein Eindruck, als ich Dr. Viviane Österreicher, Dr. Gernot Österreicher und DDr. Gerald Jahl im Interview auf Herz und Nieren prüfte, oder besser gesagt: als ich ihnen auf den Zahn fühlte. Wenn ich mit Ärzten spreche befürchte ich immer, mit medizinischem Fachchinesisch abgespeist zu werden. In diesem Fall war das Gespräch aber für einen Laien wie mich wunderbar verständlich – und vor allem inhaltlich hochinteressant.

Für mich war der Gang zum Zahnarzt immer ein Canossagang. Und komischerweise hatte ich in meiner Jugend öfter größere Eingriffe an meinen Zähnen, als ich das heute habe. Ich bin jetzt über 50 und habe noch alle meine Zähne – juhu!

Aber ganz ehrlich – sollte es mal soweit sein, dass ich zum einen oder anderen meiner Beißerchen „leise Servus" sagen müsste, dann könnte ich mir niemals vorstellen eines dieser „normalen" Großvatergebisse tragen zu müssen. Die Gespräche mit den drei Zahnärzten Dr. Viviane Österreicher, Dr. Gernot Österreicher und DDr. Gerald Jahl haben bei mir für „Beruhigung" gesorgt. Implantate sind heute keine Hexerei mehr, sondern – sind die erfolgreichste und nachhaltigste medizinische Behandlungsform überhaupt. Donnerwetter! Das lässt mich auf eine genussvolle Seniorenzeit hoffen, in der ich bis zum Schluss noch „kräftig zubeißen kann".

Wie gesagt, noch ist es bei mir nicht soweit und das hat vielleicht mit der allgemeinen Verbesserung der Zahnpflege in Österreich zu tun! Es wird – anders als noch in meiner Jugend – dafür gesorgt, dass heute schon von Beginn an die Milchzähne geputzt werden und man geht auch öfter zum Zahnarzt. Gut so, denn das zahlt sich später mehr als aus.

So zumindest die einhellige Meinung der drei Zahnärzte, die ihr Wissen in diesem Buch mit Ihnen, liebe Leser, teilen. Es geht um nichts weniger, als um die ZAHN-ZUKUNFT-ÖSTERREICH!

Es wird erörtert wie der aktuelle Status Quo der Zahnmedizin ist, was in der Zahnprophylaxe bzw. in der Zahnbehandlung in der Alpenrepublik schief läuft, wo man nachbessern könnte (und müsste) und wo wir spitze sind. All das wird in dem, auch für Laien, leicht lesbaren Buch abgehandelt, aber es geht noch einen Schritt weiter!

TIPPS FÜR DAS SCHÖNSTE GEBISS DER WELT!

Jeder der drei Zahnärzte gibt Tipps in seinem Bereich und erklärt, wie man sich möglichst lange und mit möglichst hoher Lebensqualität ein strahlend schönes Gebiss erhalten kann. Beginnend beim Kleinkind, bei dem sich die Eltern überlegen, ob und ab wann eine Zahnspange sinnvoll ist, bis zum 92-jährigen Mann, der sich nach langem Leidensweg doch noch für moderne Zahnimplantate entschieden hat und davon hellauf begeistert war.

In diesem Sinne möchte ich Sie als Herausgeber dieses Buches einladen, sich mit einem Thema zu beschäftigen, das Sie tagtäglich begleitet von der Wiege bis zur Bahre ...

MIT IHREN ZÄHNEN!

Viel interessante Lesezeit:

Alois Gmeiner
Herausgeber

Zahnspangen – Kieferorthopädie – Kinderzahnheilkunde

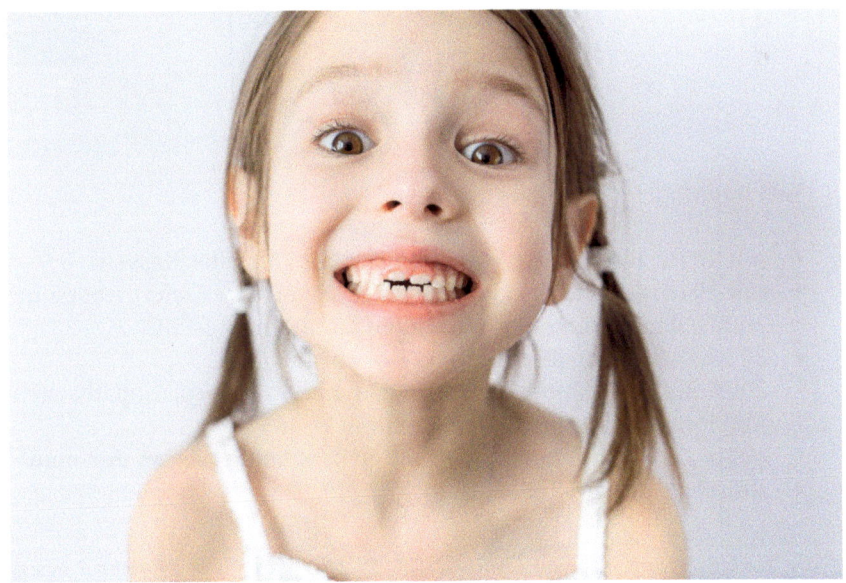

Dr.med. dent. Viviane Österreicher

Zahnärztin
Master of Science der Kieferorthopädie i.A.
2-jähriger berufsbegleitender Kurs: FACE Course, University ALPE Adria
Diverse Fortbildungen im In- und Ausland in den Bereichen Kieferorthopädie und Kinderzahnheilkunde

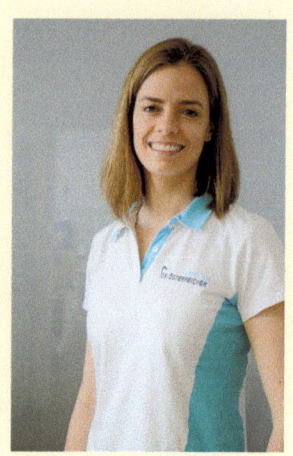

Werdegang:

- seit 2015: zertifizierte Wahlkieferorthopädin aller Kassen
- seit 2014: Ausbildung zum Master of Science der Kieferorthopädie
- 2009-2015: diverse Fortbildungen im In- und Ausland
- 2009: Ordinationseröffnung in Hollabrunn
- 2006-2007: Universitätsassistentin an der kieferorthopädischen Abteilung der Universitätszahnklinik Wien
- 2006: Promotion zur Doktorin der Zahnheilkunde an der medizinischen Universität Wien

www.geradezaehne.at

1. Einführung – von Dr. Viviane Österreicher

GMEINER: Frau Dr. Österreicher, Sie sind Zahnärztin, Ihre Praxis ist in Hollabrunn in Niederösterreich. Sie sind nicht die typische 08/15 Zahnärztin, und Sie wollen auch das gar nicht sein. Wie kam es zu Ihren Schwerpunkten Kieferorthopädie, Kinderzahnheilkunde, Invisalign?

DR. VIVIANE ÖSTERREICHER: Mein Mann und ich haben uns während dem Zahnmedizinstudium in Wien kennengelernt. Wir haben uns damals entschlossen, nicht nur unsere private Zukunft, sondern auch unsere berufliche Zukunft miteinander zu planen und zu bestreiten.
Schon während dem Studium habe ich mich entschieden, mich auf Zahnspangen und Kieferorthopädie zu konzentrieren. Ich habe meine Diplomarbeit in diesem Fachgebiet geschrieben und nach dem Studium ein Jahr in der Abteilung für Zahnspangen an der Universitätszahnklinik gearbeitet.
Danach haben mein Mann und ich unsere private Zukunft geplant und unser erstes Kind bekommen. Dann haben wir unsere Ordination in Hollabrunn gegründet. Durch weitere Fortbildungen habe ich mich immer weiter auf das Gebiet der Zahnspangen konzentriert.

GMEINER: Seit 2015 gibt es in Österreich die Gratiszahnspange. Bieten Sie diese Leistung an?

DR. VIVIANE ÖSTERREICHER: Ja. Als akkreditierte und qualifizierte Kieferorthopädin bin ich berechtigt, für die Behandlung von Patienten mit schwerwiegenden Zahnfehlstellungen bei der Krankenkasse um Bewilligung und Bezuschussung anzusuchen.

GMEINER: Ihr Gebiet ist Zahngesundheit bei Kindern und Jugendlichen. Warum arbeiten Sie gerne mit jungen Patienten?

DR. VIVIANE ÖSTERREICHER: Die Arbeit mit Kindern und Jugendlichen ist deshalb so schön, weil es mir Freude macht, ihnen durch meine freundliche und einfühlsame Art die Angst vor der Behandlung zu nehmen. Ich kann mich gut in sie hineinversetzen und kann mich selbst noch genau erinnern, wie ich mich als Kind beim Zahnarzt gefühlt habe.

2. Kinderzähne in Österreich – Vergangenheit und Zukunft

GMEINER: Frau Dr. Österreicher, Sie sind Zahnärztin mit Schwerpunkt Zahngesundheit bei Kindern und Jugendlichen. Wie war es früher? Was hat sich verändert?

DR. VIVIANE ÖSTERREICHER: Die Zahnhygiene hat in den letzten Jahrzehnten deutlich an Bedeutung zugenommen. Das Bewusstsein für die Wichtigkeit der täglichen Zahnpflege ist seitens der Eltern merkbar gestiegen. Die Eltern schauen aktiv darauf, dass die Kinderzähne sauber sind und dass die Kinder ihre Zähne pflegen. Deswegen hat sich die Zahngesundheit der Kinder und Jugendlichen in den letzten Jahrzehnten sicherlich deutlich verbessert.
Zusätzlich gibt es seit 20 Jahren Prophylaxeprogramme in den Kindergärten und in den Schulen. Da kommen Zahnärzte sowie auch Zahngesundheitserzieherinnen. Die Zahnärzte untersuchen dort die Kinder überblicksmäßig und die Assistentinnen zeigen den Kindern spielerisch, wie sie ihre Zähne pflegen können.

WICHTIG ZU WISSEN: *Regelmäßiges Zähneputzen ist enorm wichtig! Eltern müssen auf die Zahnpflege ihrer Kinder achten!*

DDR. GERALD JAHL: Ein wichtiger Punkt ist natürlich das Zähneputzen, aber auch die Ernährung hat sich massiv geändert. Die Qualität und die Quantität der Ernährung haben sich enorm verändert.

GMEINER: Ernsthaft?

DDR. GERALD JAHL: Ja, absolut. Die Leute haben früher ganz anders gegessen. Mittlerweile achten die Eltern darauf, was ihre Kinder zu essen bekommen. Die Ernährung hat sich massiv verändert.

Zusätzlich gibt es seit vielen Jahren die Pflicht der Fluoridierung des Speisesalzes. Das war ein großer Quantensprung für die Zahngesundheit.

> **GUT ZU WISSEN**: *Die Speisesalzfluoridierung begann 1955 in der Schweiz. Der Grund: Kariesprophylaxe. Das Schweizer Modell haben verschiedene andere Länder übernommen. In Österreich wird fluoridiertes Speisesalz seit 1995 angeboten. Heute ist die freiwillige Anreicherung von Speisesalz mit Fluorid eine allgemein akzeptierte Form einer wirkungsvollen Kariesprophylaxe.*
> *Die Anreicherung von Speisesalz mit Fluorid ist nicht zu verwechseln mit dem Zusatz von Jod. Die Jodierung von Speisesalz ist in Österreich seit 1963 per Gesetz verpflichtend vorgeschrieben.*

DDR. GERALD JAHL: Die Leute achten seit etwa 10 Jahren viel mehr auf ihre Ernährung. Jeder kleine Haushalt weiß mittlerweile: Das sind Kohlehydrate, das ist Fett, das sind Ballaststoffe.

GMEINER: Zum Thema Ernährung wird medial aber ein ganz anderes Bild vermittelt. Die Botschaft ist: Es wird alles immer schlechter. Wir essen mehr Hamburger, immer mehr Fastfood, immer mehr Fertiggerichte ...

DDR. GERALD JAHL: Na ja, proteinreiche Ernährung wie Hamburger hat es damals auch noch nicht gegeben. Proteine sind immer noch tausend Mal besser als ständig Kohlehydrate zu essen. Auf die gesunde Mischung der Nahrung kommt es an, das ist wichtig.

DR. VIVIANE ÖSTERREICHER: Ich glaube, es ist eine sehr gebildete Schicht, die ernährungsbewusst ist und die darauf achtet, was die Kinder essen. Ich denke, dass ein großer Teil der Bevölkerung diesen Werbeversuchen stark nachgibt, den Kindern nachgibt, und die Kinder tendieren immer zum Süßen. Die naschen und trinken irrsinnig viele zuckerhältige Sachen.

DDR. GERALD JAHL: Das stimmt, Kinder neigen immer dazu. Aber es hat sich dennoch etwas verändert. Warum werden wir allgemein älter? Weil sich die Qualität der Ernährung geändert hat, ganz einfach. Nicht nur, weil die Ärzte besser geworden sind und wir mehr Medikamente haben, sondern auch weil wir uns anders ernähren als vor 100 Jahren.

> **WICHTIG ZU WISSEN:** *Möglichst wenig süße Lebensmittel und Getränke! Zucker ist der ideale Nährboden für Zahnkaries. Daher: Auch wenn die Kinder Süßes lieben, geben Sie ihnen möglichst wenig Schokolade, Kekse, Honig, Marmelade, Limonaden, Fruchtsäfte, Instantgetränke, süßes Obst (Bananen, Trockenfrüchte etc.) ...*

GMEINER: In den 60er Jahren war es modern, den Kindern jeden Tag am Morgen eine Fluortablette zu geben. Hat das Ihrer Meinung nach irgendetwas gebracht?

DR. GERNOT ÖSTERREICHER: Mit Sicherheit hat es etwas gebracht. Das Problem war nur, dass es keine Kontrolle in dem Sinn gab. Hat man die Fluortablette genommen, hat man sie nicht genommen, hat man es richtig genommen, hat man zu viel genommen? Das hat man dann völlig verändert. Die Schweizer machen das bis heute, indem sie Fluorid dem Trinkwasser hinzufügen. Bei uns ist es ebenfalls im Trinkwasser.

DR. VIVIANE ÖSTERREICHER: Als Spurenelement.

DR. GERNOT ÖSTERREICHER: Anhand des Fluoridgehaltes, der im Trinkwasser enthalten ist, wird bemessen, ob in einer Gemeinde wie Hollabrunn substituiert werden muss. Das heißt, muss man Fluorid hinzufügen oder müssen wir wissen, ob die Kinder Fluoridtabletten nehmen sollen. Heutzutage, wo wir fluoridiertes Kochsalz haben, wo wir den Fluoridgehalt in der Zahnpasta haben, schon von der Kleinkindzahnpasta an, und auch Fluorid im Trinkwasser, hat sich das zum Glück entspannt.
Laut Empfehlungen des Obersten Sanitätsrates sind 0,1–0,3 mg Fluorid pro Liter ein normaler Fluoridgehalt des Trinkwassers.

Beim zuständigen Wasserwerk oder Gesundheitsamt können Sie erfragen, wie hoch der Fluoridgehalt des Trinkwassers ist. Sollte das Trinkwasser in Ihrem Ort einen höheren Fluoridgehalt aufweisen, benötigen Sie eine individuelle Dosierung und sollten sich von Ihrem Zahnarzt diesbezüglich beraten lassen.

ub.meduniwien.ac.at

Alter	Fluoridkonzentration im Trinkwasser mg / l		
	< 0,3	0,3 - 0,7	> 0,7
0-6 Monate	-	-	-
6-12 Monate	1 Tbl. (0,25)	-	-
ab 1- unter 3 Jahre	1 Tbl. (0,25)	-	-
ab 3- unter 6 Jahre	2 Tbl. (0,5)	1 Tbl. (0,25)	-
> 6 Jahre	4 Tbl. (1)	2 Tbl. (0,5)	-

Tabelle 3: Altersabhängige Dosierung von Fluoridtabletten (mg Fluorid/ Tag) lt. DGZMK[85]

GUT ZU WISSEN: *„Gesunde Zähne brauchen ausgewogene Ernährung und richtige Mundhygiene. Wer darauf achtet, kann seine Zähne über lange Zeit gesund erhalten. Fluoride bilden eine ‚Schutzschicht' an der Zahnoberfläche, die in zwei Richtungen wirkt. Zum einen schützen Fluoride die Zähne vor den Säuren der Mundhöhlenbakterien, zum anderen unterstützen sie die Wiedereinlagerung von Mineralien in den geschädigten Zahnschmelz. In der Werbung heißt das: ‚… härtet den Zahnschmelz'. Wie bei allen Wirkstoffen, die dem menschlichen Körper zugeführt werden, geht es auch bei Fluoriden um die richtige Dosierung. Wer Fluorid aus anderen Quellen aufnimmt, muss das beim Zähneputzen mit fluoridierten Zahnpasten berücksichtigen."*
Quelle: Kariesprophylaxe mit Fluoriden: Empfehlungen des Obersten Sanitätsrates, Kommission „Zahnmedizin, Prophylaxe"

Babys und Erste Zähne (Milchzähne)	
Sobald die ersten Milchzähne durchgebrochen sind, sollten die Eltern sie zweimal am Tag reinigen, und zwar mit einer weichen Kinder-Zahnbürste. Die Verwendung fluoridierter Kinderzahnpasta in kleiner Menge (ca. „erbsengroß") ist zumindest einmal täglich empfohlen. Ab dem 2. Lebensjahr sollen die Zähne zwei Mal täglich mit fluoridierter Zahnpasta geputzt werden. In den ersten Lebensjahren gehört diese Aufgabe unbedingt in Elternhand.	
Volksschulalter	
Ab dem Schuleintritt sind Erwachsenen-Zahnpasten mit einem Fluoridgehalt 1,0–1,5 mg/cm³ (1.000–1.500 ppm) Fluorid empfehlenswert. Auch wenn das Kind bereits selbst die Zähne putzt, müssen die Eltern noch bei der Zahnpflege nachhelfen. Kinder in diesem Alter können nur etwa ein Drittel der vorhandenen Zahnbeläge selbst entfernen.	
Erwachsene	
Erwachsene sollten ihre Zähne zweimal am Tag mit Zahnpasten mit einem Fluoridgehalt von 1,0–1,5 mg/cm³ (1.000–1.500 ppm) reinigen. Bei erhöhtem Kariesrisiko sollten zusätzliche Fluoridmittel (siehe unten) in Absprache mit der Zahnärztin/dem Zahnarzt verwendet werden.	
Ältere und alte Menschen	
Im Alter kommt es häufig zu einem Rückgang des Zahnfleisches (Rezession), der Speichelfluss verringert sich und die Hände sind bei fein abgestuften Bewegungen, wie es bei der Zahn-pflege erforderlich ist, nicht mehr so geschickt. Freiliegende Wurzelhälse sind oft besonders kariesanfällig. Zusätzliche Mittel zur fluoridierten Zahnpasta sollten in Absprache mit der Zahnärztin/dem Zahnarzt verwendet werden.	

Quelle: Kariesprophylaxe mit Fluoriden: Empfehlungen des Obersten Sanitätsrates, Kommission „Zahnmedizin, Prophylaxe"

DR. VIVIANE ÖSTERREICHER: Die offizielle Empfehlung in Österreich ist immer noch, dass man Kindern diese Fluortabletten gibt. Von den 60er Jahren bis in die 80er Jahre war das ein großer Hype mit diesen Fluortabletten. Aber der Haken daran ist, dass viele Kinder die Tabletten einfach zerbeißen, schlucken und fertig. Dann kommt das Fluor in den Verdauungstrakt, von dort in die Blutbahn und in der Blutbahn ist das Fluorid derart verdünnt, dass es fast gar keine Wirkung mehr hat, bis es durch die Blutbahn bei den Zähnen ankommt.

GMEINER: Es war also richtig, dass die Lehrer in den 60er Jahren den Kindern gesagt haben, sie sollen die Fluortablette möglichst lang in der Backe behalten?

DR. VIVIANE ÖSTERREICHER: Ja, das war richtig. Das Schlucken-und-fertig hat meines Erachtens überhaupt keinen Sinn. Deswegen ist es viel sinnvoller, das Fluorid lokal anzuwenden, sprich, dass es im Mund wirkt. Da gibt es ein Gel, das in der Apotheke erhältlich ist.

Damit kann man die Zähne einmal die Woche einbürsten, nicht mehr spülen, nicht mehr trinken, damit das Gel in der Nacht einwirken kann. Das ist eine exzellente Kariesprophylaxe.

Ich sehe das bei Kindern, die alle drei Monate mit neuen Löchern gekommen sind. Wenn die Eltern so konsequent sind und den Kindern einmal pro Woche das Gel geben, wird ein kompletter Abbruch dieses Kariestrends erreicht. Es kommen tatsächlich keine neuen Löcher mehr dazu. Es hilft super.

	Alter						
	Geburt	1	2	3	4	5	6
Jodsalz mit Fluorid	Basisprophylaxe für die gesamte Familie						
Zahnpasta	1x täglich 500 ppm			2x täglich 500 ppm			1000–1500 ppm
Fluoridlack				bei hohem Kariesrisiko durch Zahnarzt/ärztin			immer möglich *
Gelee, Mundspülungen							immer möglich **
Fluoridtabletten				bei hohem Kariesrisiko Empfehlung durch Zahn- oder Kinderarzt/ärztin			

* auf Anordnung des Zahnarztes 4–6x jährlich
** auf Anordnung des Zahnarztes (z.B. Einbürsten von Gelee 1x wöchentlich)

Tabelle 4: Empfehlungen zur Fluoridprophylaxe (Fluoridgehalt des Trinkwassers < 0,3 ppm)[102]

DR. VIVIANE ÖSTERREICHER: Ich möchte gerne noch etwas zum Thema Fluorid loswerden. Es gibt viele Familien, die sehr gebildet sind und sich viele Gedanken über das Fluorid machen. Sie lesen auch sehr viel im Internet darüber. Allerdings werden hier unzählige Schauergeschichten über das Fluorid geschrieben. Zum Beispiel soll es unglaublich giftig sein, die Nazis sollen es verwendet haben, um ganze Bevölkerungen zu eliminieren, indem sie es kiloweise ins Trinkwasser geschüttet haben. Es kursieren ganz viele gruselige Geschichten. Diese Familien beschließen dann, ihre Kinder ohne Fluorid großzuziehen.

DDR. GERALD JAHL: Und haben den schlimmsten Effekt dadurch.

DR. VIVIANE ÖSTERREICHER: Genau. Diese Familien kaufen eine Zahnpasta ohne Fluorid im Drogeriemarkt oder im Bioladen. Ganz bewusst. Die Kinder kommen zu mir und haben ein komplett kariös zerstörtes Gebiss. Mehrere solche Familien habe ich jetzt schon erlebt.

> **WICHTIG ZU WISSEN**: *Keine Angst vor Fluorid! Fluorid ist extrem wichtig! Dass Zahnpasten mit Fluorid angeboten werden, ist gut!*

DR. VIVIANE ÖSTERREICHER: Dass Zahnpasten mit Fluorid verwendet werden, ist extrem wichtig. Man darf das Kind natürlich nicht mit der Zahnpastatube unbeaufsichtigt lassen. Das Kind soll nicht drei Zahnpastatuben hintereinander schlucken. Das wäre tatsächlich eine kritische Fluoriddosis. Wenn man wirklich nur die auf der Packung angegebene Menge verwendet, dann hat Fluorid einen riesengroßen Nutzen in der Kariesprophylaxe.

DR. GERNOT ÖSTERREICHER: Man muss dazu sagen, dass es immer ein ähnlicher Menschenschlag ist, der auf solche Sensationsmeldungen – wie beispielsweise über das Fluorid – reagiert und darauf hereinfällt. Das sind Leute, die gern in Alternativmedizin abrutschen, die nur auf Homöopathie stehen, oder kein Fleisch essen. Ich würde sagen, es ist psychisch auffällig, welche Leute zu solchen Sachen tendieren.

DR. VIVIANE ÖSTERREICHER: Was ich in punkto Prophylaxe von Babys oder Kleinkinderzähnen noch sagen kann ist, dass ein Trend dazu besteht, dass Kuhmilch als ungesund angesehen wird und dass die Milchprodukte für Babys, dieses Milchpulver, als die gesündere Alternative in den Medien propagiert werden. Das ist auch ein großer Trugschluss, weil nämlich in diesem Milchpulver sehr viel Zucker steckt.
Milchpulver hat bis zum ersten Lebensjahr absolut seine Berechtigung. Wenn ich meinem Kind allerdings diese Milchpulverprodukte im Fläschchen über das erste Lebensjahr hinaus gebe, entstehen oftmals sehr viele Schäden an den Milchzähnen, die nicht sein müssen.

GMEINER: In den Drittweltländern scheint es einen Trend zu geben, dass die Frauen davon weggehen, ihren Babys die Brust zu geben, hin zu Produkten bekannter Markennamen, was eigentlich eine verheerende Situation ist. Noch dazu, wo die Leute ohnehin kein Geld haben und das wenige Geld für solche Nahrungsmittel ausgeben, weil sie glauben, das Kind gut ernähren zu wollen. Heftig.
Aber zurück zu uns. Sie sagen: Kuhmilch ist etwas Gutes.

DR. VIVIANE ÖSTERREICHER: Absolut. Ab dem ersten Lebensjahr, wenn das Kind nicht gerade eine Kuhmilchallergie hat, ist es ein sehr gutes und sehr gesundes Nahrungsmittel. Es ist deutlich besser als Kakao oder Milchpulver.

> **WICHTIG ZU WISSEN**: *Kuhmilch ist für Kleinkinder deutlich besser als Kakao oder Milchpulver! Denn Fertigpulver enthalten viel versteckten Zucker!*

GMEINER: Gibt es eigentlich Unterschiede in der Zahnsubstanz von Kindern österreichischer Herkunft oder mit Migrationshintergrund?

DR. VIVIANE ÖSTERREICHER: Es wird wahrscheinlich Unterschiede geben. Migrantenfamilien haben oft nicht so das Bewusstsein dafür, dass die Zähne ab dem ersten Tag gepflegt gehören, sobald sie bei den Babys durchbrechen. Aber ehrlich gesagt haben wir in unserer Ordination selten Familien mit Migrationshintergrund, deswegen kann ich es aus eigener Erfahrung nicht sagen.

DDR. GERALD JAHL: Das hat mich selbst interessiert: Ist es so, dass Migrationshintergrund wirklich eine Rolle spielt?
Es gibt eine interessante Statistik in einer interessanten Studie vom Bundesministerium für Gesundheit vom Dezember 2012. Es gibt kieferorthopädische Diagnosen, die nach folgenden Kriterien zugeordnet wurden: Eltern mit oder ohne Matura, Eltern mit oder ohne Migrationshintergrund, es geht rein um kieferorthopädische Diagnosen aller Kinder nach Geschlecht in Prozent. Das ist echt sehr interessant.

Laut Studie gibt es in Österreich einen deutlichen Zusammenhang zwischen Leuten mit oder ohne Migrationshintergrund in Bezug auf die Zahngesundheit. Leider ist der Unterschied statistisch signifikant. Die Zahngesundheit bei 6- bis 7-Jährigen ist bei Leuten mit Migrationshintergrund etwa doppelt so schlecht. Anscheinend ist es auch so, dass es Unterschiede gibt betreffend Bildungsniveau. Ob die Eltern Matura haben oder nicht bedeutet eine deutliche Veränderung der statistischen Zahlen.

Karies ist also leider sozial determiniert. Auf ein Viertel der 6-Jährigen konzentrieren sich mehr als drei Viertel (81 %) der diagnostizierten Kariesstellen. Kinder mit Eltern aus sozial schwachen Schichten, geringerem Bildungsgrad (ohne Matura) und/oder Migrationshintergrund leiden in viel zu hohem Ausmaß an kariösen, unbehandelten und hygienisch vernachlässigten Milchzähnen. Das ist die traurige Tatsache.

> **GUT ZU WISSEN**: *„Eine wesentliche Ursache für den langsamen ‚Caries Decline' bei Milchzähnen liegt sicherlich darin, dass Eltern in schwierigen sozialen Lagen sehr häufig Angebote der Zahngesundheitsvorsorge nicht wahrnehmen. Aus gesundheitsökonomischer Sicht führt aber mangelnde Prävention/Therapie von Kariesfolgen zu hohen volkswirtschaftlichen Kosten. Abhilfe kann nur spezielle Betreuung von Risikogruppen – unter Berücksichtigung soziokultureller Einflussfaktoren – im jeweiligen Setting schaffen. Das moderne Gesundheitssystem muss das Gesundheitsniveau breiter Bevölkerungsschichten anheben und auch für ein entsprechendes die (zahn)gesunde Lebensweise förderndes soziales und gesellschaftliches Umfeld sorgen."*
> Quelle: *„Zahnstatus 2011, Sechsjährige in Österreich", S.62. Wissenschaftlicher Ergebnisbericht im Auftrag des BM für Gesundheit, ISBN-13 978-3-85159-175-0*

GMEINER: Ich weiß es durch meine Tochter vom Kindergarten. Mir wurde gesagt, dass es tatsächlich so ist, dass Leute mit Migrationshintergrund weniger auf die Zahngesundheit ihrer Kinder achten und ihnen viel mehr zuckerhältige Sachen geben. Auch der Zusammenhang von Bildung der Eltern und Zahnhygiene wurde mir bestätigt. Es gibt hier also Unterschiede.

DR. GERNOT ÖSTERREICHER: Ich glaube, dass das mehr durch die Kassen bedingt ist. In Kassenordinationen ist das ein großes Thema. Im Burgenland, wo ich zwei Jahre lang in einer Kassenordination vertreten habe, hatte ich viele Patienten aus dem kroatischen Gürtel an der burgenländischen Grenze und auch viele Migranten, da war es eklatant. Es war unfassbar, wie kaputt da alles war.

GMEINER: Frau Dr. Österreicher, Sie befassen sich intensiv mit Zahnspangen und Zahnfehlstellungen. Haben sich die in den letzten Jahren verbessert? Gibt es da Entwicklungen, die Sie in den letzten Jahren verfolgen können, auch von Ihrem Studium her? Gibt es heute mehr Zahnfehlstellungen oder eher weniger?

DR. VIVIANE ÖSTERREICHER: Zahnfehlstellungen hat es immer gegeben und wird es leider auch immer geben.

GMEINER: Sind Zahnfehlstellungen genetisch bedingt?

DR. VIVIANE ÖSTERREICHER: Auch. Es gibt mehrere Komponenten, die zusammenspielen. Die genetische Komponente kann man natürlich nicht beeinflussen. Aber es gibt auch andere Einflussfaktoren, welche den Kinderärzten beispielsweise bewusster sind. Das sind zum Beispiel vergrößerte Mandeln oder Polypen in der Nase. Wenn das Kind durch die Nase schlechter Luft bekommt und dann den Mund permanent offen hat, weil es durch den Mund atmen muss, dann berührt die Zunge den Gaumen nicht und der Oberkiefer wächst weniger mit. Daraus resultiert ein zu schmaler Oberkiefer, Platzmangel oder ein Kreuzbiss.
Es ist mittlerweile den Kinderärzten, den HNO-Ärzten sehr wohl bewusst, dass man da prophylaktisch agieren kann, indem man Polypen rechtzeitig entfernt, indem man Mandeln verkleinert, damit die Kinder normal durch die Nase Luft bekommen. Damit kann Zahnfehlstellungen vorgebeugt werden.

> **_GUT ZU WISSEN_**: *Zahnfehlstellungen wird es immer geben. Sie können genetisch bedingt sein, sind aber auch durch andere Faktoren bedingt. Im Kindesalter kann Zahnfehlstellungen vorgebeugt werden!*

GMEINER: Grundsätzlich würden Sie also sagen, die Zähne sind bei den Kindern derzeit im Durchschnitt besser als sie früher waren. Was würden Sie Eltern als Tipp mitgeben, wenn sie ein Baby bekommen und wenn sie ein Kleinkind zu Hause haben? Was ist der Rat einer Zahnärztin für Kinder und für Eltern von Kindern?

DR. VIVIANE ÖSTERREICHER: Beim Baby, wie ich zuvor schon gesagt habe, sollten Sie auf Kuhmilch umsteigen, sobald es 1 Jahr alt ist. Ab dem 2. Jahr sollten Sie den Schnuller weglassen, bzw. wenn das Kind den Daumen lutscht, versuchen Sie, ihm das Daumenlutschen abzugewöhnen, um Zahnfehlstellungen vorzubeugen.
Beim Kind würde ich jeden Tag konsequent die Zähne nachputzen, auch beim Baby schon, das ist ganz wichtig. Auch wenn das Kind mal keine Lust hat, muss man dranbleiben. Man tut dem Kind keinen Gefallen, wenn man da nachgibt und sagt: „Na, mein Gott, mein Kind will das nicht." Da darf es keine Ausnahme geben.
Ebenfalls ein ganz wichtiger Tipp: Sobald alle Milchbackenzähne da sind, fahren Sie wenn möglich einmal pro Tag kurz mit der Zahnseide zwischen den Backenzähnen durch. Das beugt Kariesentstehung vor, denn oft entsteht Karies zwischen den Milchzähnen, dort, wo die Zahnbürste gar nicht hinkommt.

> **_WICHTIG ZU WISSEN_**: *Gesunde Zähne beginnen beim Zähneputzen! Beim Kind jeden Tag die Zähne konsequent nachputzen! Einmal pro Tag mit Zahnseide die Zwischenräume der Backenzähne säubern!*

GMEINER: Gibt es ein Zuviel beim Zähneputzen? Soll man so oft wie möglich Zähneputzen oder genügt einmal pro Tag?

DR. VIVIANE ÖSTERREICHER: Zu viel kann man beim Zähneputzen nicht sagen. Es gibt ein zu fest. Man darf nicht zu fest aufdrücken, weil man sich sonst den Zahnschmelz oder das Zahnfleisch wegputzen könnte. Verwenden Sie auf keinen Fall eine harte Zahnbürste. Eine mittlere ist okay, eine weiche Zahnbürste ist gut.
Einmal in 24 Stunden das Gebiss ganz gründlich reinigen reicht theoretisch, um Karies vorzubeugen. Einmal am Tag Zähneputzen hat absolut seine Berechtigung, dann sollte es aber sehr gründlich sein. Auch die Zahnpflege zwischen den Zähnen ist ganz wichtig.

> **WICHTIG ZU WISSEN**: *Bitte eine weiche Zahnbürste verwenden! Auch eine mittlere ist okay, auf keinen Fall eine harte, denn zu festes Zähneputzen kann Zahnschmelz und Zahnfleisch schädigen.*

DR. GERNOT ÖSTERREICHER: Das Problem ist, man kann dem Patienten nicht die Empfehlung geben, dass einmal am Tag Zähneputzen reicht. Denn dann meint der Patient, dass es schon alle 2 Tage reicht.

GMEINER: Stichwort Zahnfehlstellungen bei Jugendlichen: Was ist der häufigste Fall? Worüber regen sich Eltern auf und worüber regen sich Jugendliche auf in Bezug auf die Optik der Zähne?

DR. VIVIANE ÖSTERREICHER: Eltern sind oft schon beunruhigt, wenn ein Zahn schief durchbricht. Beim einem 7-Jährigen zum Beispiel gibt sich das aber meist, weil der Zahn sich im Laufe der Zeit von alleine gerade stellt, wenn genügend Platz da ist.
Männliche Jugendliche sind eigentlich recht gleichgültig, was das Erscheinungsbild ihrer Zähne angeht, würde ich sagen. Ich glaube, das entwickelt sich erst, wenn sie junge Erwachsene sind, dann wird ihnen das wichtiger.
Den Mädchen ist es ganz und gar nicht egal. Mädchen achten viel mehr auf ihre Zähne. Manchmal ist das schon bei 8-Jährigen der Fall, aber ab 12 oder 13 Jahren wird es auf jeden Fall wichtig. Mädchen sind auf jeden Fall empfindlicher, wenn es darum geht, eine fixe Zahnspange zu bekommen. Manche wollen das ganz explizit, weil ihre Freundinnen das auch haben, und manche wollen das gar nicht.

Mädchen haben immer eine Meinung dazu, ob sie eine Zahnspange wollen oder nicht. Burschen sind da nicht so, die machen diesbezüglich eher das, was die Mama sagt.

GMEINER: Interessant bei Mädchen ist der Gruppendruck. Ist es so, dass Mädchen eine Zahnspange haben wollen, ohne eine zu brauchen, einfach weil die Freundinnen auch eine haben?

DR. VIVIANE ÖSTERREICHER: Ja, das gibt es.

GMEINER: Was machen Sie dann? Verpassen Sie ihr eine Zahnspange?

DR. VIVIANE ÖSTERREICHER: Wenn die Notwendigkeit besteht, bekommt sie natürlich eine Zahnspange. Aber wenn alles passt, würde ich niemals dem Trend folgen. Es ist schon vorgekommen, dass ich jemanden weggeschickt habe, weil sie keine Zahnspange gebraucht hat. Ich habe traurige Patientinnen erlebt, weil sie keine Zahnspange brauchten.
Was Eltern vor allem auffällt ist, wenn Zähne schief sind und wenn zu wenig Platz da ist. Das ist Kindern und Jugendlichen nicht so wichtig. Was Kieferorthopäden oft auffällt ist, wenn die Verzahnung nicht passt. Wenn der Unterkiefer zu weit hinten ist, oder ein Kreuzbiss vorliegt, wenn der Oberkiefer zu schmal ist und der Unterkiefer schief beißen muss – das sind Dinge, die uns Kieferorthopäden ins Auge stechen.

GMEINER: Kommen Leute zu Ihnen, weil etwas schief steht und weil sie nicht beißen können? Oder fällt Ihnen das als Kieferorthopädin in der Praxis auf, obwohl der Patient eigentlich nur wegen einem Loch im Zahn kommt?

DR. VIVIANE ÖSTERREICHER: Es fällt oft dem Allgemeinzahnarzt auf, weil der Patient wegen einem Loch im Zahn zu ihm gekommen ist. Der Zahnarzt schickt den Patienten dann weiter zum Kieferorthopäden.

GMEINER: Dem Patienten fällt seine eigene Fehlstellung nicht auf?

DR. VIVIANE ÖSTERREICHER: Der Patient lebt ja schon immer so damit, daher fällt es ihm weniger auf. Schiefe Zähne fallen natürlich jedem auf, ein Fehlbiss hingegen nicht.

GMEINER: Welche Arten von Zahnspangen gibt es?

DR. VIVIANE ÖSTERREICHER: Prinzipiell gibt es festsitzende Zahnspangen und herausnehmbare Zahnspangen.
Herausnehmbare Zahnspangen werden gerne im Wechselgebiss verwendet. Wechselgebiss bedeutet, dass sowohl bleibende Zähne als auch Milchzähne da sind, die noch wechseln werden zu bleibenden Zähnen. Herausnehmbare Zahnspangen kann man benutzen, wenn noch Wachstum da ist, wenn zum Beispiel ein Kiefer zu schmal ist, das verbreitert werden soll, oder wenn ein Unterkiefer zu weit hinten ist und dazu angeregt werden soll, nach vorne zu wachsen.
Im Wechselgebiss kann man aber auch fixe Zahnspangen verwenden, was oft schneller und zielgerichteter zum Erfolg führt, Patientenunabhängig, Mitarbeitsunabhängig. Deswegen arbeite ich auch sehr gern mit fixen Zahnspangen bei Wechselgebiss.
Bei Jugendlichen, die alle bleibenden Zähne haben, verwendet man üblicherweise nur noch fixe Zahnspangen, weil damit die Zahnposition durch die einzelnen Brackets ganz genau festgelegt werden kann, ganz exakt gesteuert werden kann. Die Brackets sind üblicherweise aus Metall, es gibt aber auch weiße Keramikbrackets, die allerdings von der Krankenkasse nicht finanziert werden.
Dann gibt es noch eine dritte Art, das sind durchsichtige Schienen, die herausnehmbar sind. Die kann man bei Jugendlichen oder Erwachsenen verwenden, also auch wenn bleibende Zähne da sind. Da werden die Zähne nach und nach in die gewünschte Position gerückt, indem alle zwei Wochen eine neue Schiene eingesetzt wird.

> **GUT ZU WISSEN**: *Es gibt festsitzende Zahnspangen und herausnehmbare Zahnspangen.*

GMEINER: Mir fällt in den letzten Jahren auf, dass immer mehr Erwachsene Zahnspangen oder Zahnschienen einsetzen lassen. Ist das ein

Trend? Hat das damit zu tun, dass – wie vorher angesprochen – die Eltern früher nicht so auf die Zähne ihrer Kinder geachtet haben und ein schiefer Zahn kein Thema war? Als Erwachsener kommt dann der Wunsch, das doch noch zu regulieren?

DR. VIVIANE ÖSTERREICHER: Ich glaube, dass früher in der Bevölkerung die Meinung herrschte, dass man Zähne nur dann bewegen kann, solange noch Wachstum vorhanden ist. Mittlerweile wissen viele Menschen, dass man Zähne ein Leben lang bewegen kann.
Manche Menschen machen es aus optischen Gründen, weil sie gerade Zähne haben möchten. Es kann auch notwendig sein, bevor man ein Implantat setzt, um für das Implantat genügend Platz zu schaffen, oder bevor man Kronen oder Brücken macht, um die Zähne vorher an die ideale Position zu bringen und den Biss zu verbessern, damit die Haltbarkeit, das Langzeitergebnis der hochwertigen Arbeit, die durch den Zahnarzt folgt, eine bessere Prognose hat.

DR. GERNOT ÖSTERREICHER: Früher war eine Zahnspange manchmal nicht möglich, auch aus finanziellen Gründen. Eine Rolle spielt sicher, dass man insgesamt in der Gesellschaft man nur noch Schönheitsideale sieht, auch durch Werbung, Schauspieler, etc. Menschen sagen sich dann: Eigentlich gefällt mir das. Irgendwann geben sie sich einen Ruck und beschließen: Ich will auch schöne Zähne haben.

DR. VIVIANE ÖSTERREICHER: Tom Cruise hatte vor einigen Jahren eine fixe Zahnspange und war auf jedem roten Teppich mit der fixen Zahnspange zu sehen. Das war für viele Menschen ein Aha-Erlebnis, glaube ich.

DR. GERNOT ÖSTERREICHER: Oder Schauspieler wie Nicolas Cage, dessen schiefe Zähne plötzlich gerade wie Zinnsoldaten waren – das hat schon einen Hype ausgelöst. Man hat mit geraden und schönen, hellen Zähnen bessere Chancen, sei es in der Partnerwahl oder auch in der Berufswahl. Wenn ich bei einem Auswahlverfahren im Job bin, dann kann ich sicher sein, dass es neben den gut geputzten Schuhen und den blitzblanken Fingernägeln die Zähne sind, die als erstes ins Auge stechen.

GMEINER: Besonders bei Fotos von amerikanischen Schauspielern oder Fotomodellen fällt mir auf, dass die Zähne fast schon zu hell sind, also unnatürlich weiß aussehen. Gibt es hier einen Trend, die Zähne blitzen zu lassen? Muss es unbedingt sauber sein, unbedingt schön sein?

DR. GERNOT ÖSTERREICHER: Grundsätzlich haben wir grob gesagt verschiedene Zahnfarben in verschiedenen Abstufungen. Die häufigsten Farben sind die sogenannten A-Farben. Die wiederum unterteilen wir in A1, A2, A3, A35 und so weiter. Je größer die Zahl, desto dunkler werden die Zähne.
Wer bei uns die Farbe A1 hat, hat die wunderschönsten und weißesten Zähne, die man sich vorstellen kann. Und jetzt kommt's: Was man in Amerika sieht, die Schauspieler, die Sänger, die Models, die haben A0.

DR. VIVIANE ÖSTERREICHER: Diese Zahnfarbe gibt es von der Natur her gar nicht. Die ist erst kreiert worden.

DR. GERNOT ÖSTERREICHER: Das sind Keramikscheiben, die auf die Zähne aufgeklebt werden. Das sind sogenannte Veneers oder Lumineers in 0,3 bis 0,5 Millimeter Scheiben, die auf die Zähne vorne aufgebracht werden. Diese Leute können es sich auch leisten, sich das alle ein bis zwei Jahre neu kleben zu lassen, das Geld spielt ja keine Rolle. Manchmal bricht ein Keramikplättchen herunter oder dem Promi gefällt es nicht mehr.
Da müssen wir uns ja die Frage stellen: Was ist in unserem Leben schief gelaufen, dass wir nicht so weiße Zähne haben? Die kommen in Malibu ja auch nicht mit Silikonbrüsten auf die Welt. Das sind Schönheitsideale. Die haben die Amerikaner in dem Fall. Würden meine Patienten mit solchen Zähnen auf die Straße gehen, käme niemand mehr zu mir als Zahnarzt. Das hat mit Natur überhaupt nichts zu tun. Das geht nicht. Dieser Trend schwappt bisher auch nicht zu uns.

GMEINER: Was ist mit Bleaching? Ist das ein Trend?

DR. GERNOT ÖSTERREICHER: Bleaching bedeutet Zahnaufhellung. Wenn ich mit Bleichmitteln auf Zähne losgehe muss ich wissen, wie oft und wie intensiv ich das machen kann. Gut kann es auf Dauer nicht sein.

Beim Bleaching muss jeder Zahnarzt selbst entscheiden, wie intensiv er das betreiben will. Es gibt selbst ernannte Promi-Zahnärzte, die diese Nische bedienen und viel bleachen.

Wenn Bleaching oft eingesetzt wird, kann es zu Schäden führen.

> **GUT ZU WISSEN**: *Bleaching darf nicht zu oft eingesetzt werden, sonst kann es zu Schäden führen.*

DR. VIVIANE ÖSTERREICHER: Beim Frisör wird der gleiche chemische Wirkstoff für das Haarebleichen eingesetzt wie für das Zahnbleaching: Es ist Wasserstoffperoxid. Meine Haare wachsen nach, darum ist es nicht so tragisch, wenn ich es ein paar Mal aufhellen lasse.
Aber meine Zähne wachsen nicht nach. Die Schmelzstruktur wird durch dauerhaftes Bleaching verändert, auch wenn es von vielen Herstellern oder Bleach-Gurus anders dargestellt wird. Wenn man das ein paar Mal macht, weil man bei der Hochzeit besonders weiße Zähne haben möchte, dann ist das absolut in Ordnung. Aber das dauerhaft zu machen ist nicht gut.
Je gebleichter Zähne sind, desto leichter verfärben sie sich auch wieder, weil der Zahnschmelz mikroskopisch porös wird. Darum gelangt man dann in ein Abhängigkeitsverhältnis. Man muss immer öfter bleachen, was eine Zeitlang auch geht. Viele Hollywoodstars helfen sich damit, dass sie diese Keramikscheiben, die Veneers, auf die Zähne kleben lassen, das hält dann dauerhaft. Wenn man es nur über das Bleichen macht, muss man es immer öfter machen. Ich kann mir nicht vorstellen, dass das für die Zahnsubstanz gut ist.

DR. GERNOT ÖSTERREICHER: Es gibt Statistiken, die sagen, dass Bleaching keine negativen Wirkungen hat, und es gibt Statistiken, die sagen, dass es negative Wirkungen gibt.

DDR. GERALD JAHL: Das wird immer mehr zu einem akuten Schönheitsideal entwickelt. Die sichtbare Zahnreihe ist einfach ein Eyecatcher. Die Zähne sind im Mittelpunkt des Gesichtes, an sichtbarer

Stelle. Ästhetik und Schönheit pur. Es ist selbstverständlich auch ein Statussymbol.

Natürlich war es früher so, dass schwere Fehlstellungen bei Kindern klarerweise nur dann korrigiert werden konnten, wenn die Eltern ordentlich Geld verdient haben. Ja, klar ist das auch eine soziale Ungerechtigkeit. Ja, klar spielt das auch bei der Personalentscheidung in manchen Fällen eine Rolle. Wenn es zwei gleich Qualifizierte gibt, zählt der erste Eindruck beim Personalchef, und beim ersten Eindruck fällt das gerade Gebiss ins Gewicht.

Deswegen habe ich die Gratiszahnspange auch begrüßt, weil sie vom soziologischen Ansatz her versucht ein Gleichgewicht zu schaffen. Das ist okay. Die Durchführung ist natürlich der Punkt, an dem es hapert. Es war natürlich ein Gesetz, das ein bisschen aus der Hüfte geschossen wurde, im Zeichen des akuten Wahlkampfes.

DR. VIVIANE ÖSTERREICHER: Ohne Absprache mit der Zahnärztekammer.

DDR. GERALD JAHL: Ansatzpunkt, Idee: sehr gut. Durchführung: mangelhaft.

DR. GERNOT ÖSTERREICHER: Vielleicht hätten sie noch 5 bis 10 Jahre gebraucht, um das voll ausreifen zu lassen und zu wissen, wie man das überhaupt angeht. Bei anderen Dingen waren sie nicht so schlecht.

DR. VIVIANE ÖSTERREICHER: Ein guter Ansatzpunkt wäre auch gewesen, das sozial zu staffeln. Für einkommensschwache Familien hätten alle Zahnspangenbehandlungen subventioniert werden sollen, nicht nur die ganz schweren Zahnfehlstellungen, das heißt, nicht nur IOTN 4 und 5, sondern auch IOTN 3 müsste für sozial schwache Familien von der Kasse übernommen werden. Dass die gut situierte Familie aus Gießhübl mit dem gut verdienenden Manager als Vater die Zahnspangenbehandlungen nach wie vor selbst zahlt, das hätte man so lassen können.

GMEINER: Aus Sicht der Zahnärzte war die Gratiszahnspange ein politischer Schnellschuss?

DR. GERNOT ÖSTERREICHER: Ja. Die wahren Auswirkungen und wie es läuft werden wir sehen, nachdem es ein Jahr gelaufen ist. Im Juli 2015 hat die Regelung mit der Gratiszahnspange zu laufen begonnen, jetzt haben wir Ende 2015, also wird es noch etwas dauern, bis das erste Jahr evaluiert wird. Wenn man die Wahrheit erfährt wird man genau sehen, wo die Probleme sind. Gestern habe ich gehört, dass schon jemand den Vertrag zurückgegeben hat.

DDR. GERALD JAHL: Ja. Der erste Vertrag in unmittelbarer Umgebung ist schon 3 Monate nach Einführung zurückgelegt worden, weil das in manchen ländlichen Praxen einfach deswegen nicht funktioniert, weil diese Gratiszahnspange sehr viel Zeit beansprucht. Wenn das eine Kassenordination mitten am Land ist, dann hat diese Kassenordination allein durch ihre andere Tätigkeit schon so viel zu tun, das sie niemals kompetent genug Gratiszahnspangen machen kann. Das kann nicht funktionieren.

GMEINER: Die Gratiszahnspange gibt es in Österreich seit 1. Juli 2015. Wer kann die überhaupt bekommen?

DR. VIVIANE ÖSTERREICHER: Kinder und Jugendliche unter 18 Jahre, die unter einer schweren Zahnfehlstellung leiden, kommen in den Genuss der sogenannten Gratiszahnspange.
Schwere Zahnfehlstellung auf einer Skala von 1 bis 5 heißt: Bei 1 ist alles in Ordnung, eine gute Zahnstellung, und 5 ist eine ganz schwere Zahnfehlstellung. Bei IOTN 4 und 5 werden die Kosten von der Krankenkasse übernommen.

***WICHTIG ZU WISSEN**: Die Gratiszahnspange in Österreich können Kinder und Jugendliche unter 18 Jahre erhalten, die unter einer schweren Zahnfehlstellung leiden.*

GMEINER: Wer bestimmt den Grad der Fehlstellung? Muss man da direkt zur Krankenkasse? Macht das der Zahnarzt?

DR. VIVIANE ÖSTERREICHER: Qualifizierte Kieferorthopäden können den Grad der Zahnfehlstellung feststellen. Das sind sowohl Vertragskieferorthopäden, also solche, die den Vertrag für die Gratiszahnspange haben, als auch von der Krankenkasse anerkannte zertifizierte Wahlkieferorthopäden, so wie ich es bin.

> **GUT ZU WISSEN**: *Ein <u>Kassenarzt</u> hat einen Vertrag mit einer oder mehreren Krankenkassen. Die erbrachten Leistungen verrechnet er direkt mit der Krankenkasse, der Patient muss dafür nicht bezahlen. Selbstbehalte sind aber möglich.*
> *<u>Wahlärzte</u> sind Ärzte ohne Kassenvertrag. Der Patient bezahlt die erbrachten Leistungen zunächst aus eigener Tasche, kann sich aber einen bestimmten Teil der Kosten von seiner Krankenkasse rückerstatten lassen.*
> *<u>Privatärzte</u> haben ebenfalls keinen Vertrag mit einer Krankenkasse. Im Gegensatz zu Behandlungen beim Wahlarzt hat der Patient kein Recht, sich die Kosten von seiner Krankenkasse rückerstatten zu lassen.*

GMEINER: Wie funktioniert das konkret, wenn Sie als Wahlkieferorthopädin einen Patienten mit Gratiszahnspange haben?

DR. VIVIANE ÖSTERREICHER: Wenn ein Patient in meiner Praxis ein Gratiszahnspangenpatient ist, dann stelle ich einen Antrag an die Krankenkasse und übermittle die Diagnose. Dann bewilligt die Krankenkasse in der Regel den Zuschuss für die Gratiszahnspange. Das ist bei den meisten Krankenkassen 80 % des Kassentarifs, bei der BVA sind es sogar 100 % des Kassentarifs. Der Patient zahlt die Rechnung an mich und bekommt dann die 80 % bzw. die 100 % von der Krankenkasse zurück überwiesen.

> **GUT ZU WISSEN:** In Österreich ist die Krankenversicherung eine Pflichtversicherung für Personen mit Einkommen und deren Familie. Kinder sind beitragfrei mitversichert. Man kann sich die Krankenkasse nicht aussuchen, sondern das ist vom jeweiligen Dienstgeber und dessen Standort abhängig. Es gibt:
> - *7 Gebietskrankenkassen (GKK), jeweils eine pro Bundesland, die für Arbeitnehmer in der Privatwirtschaft zuständig ist*
> - *Sozialversicherungsanstalt der gewerblichen Wirtschaft (SVA) für Unternehmer und Selbständige*
> - *6 spezielle Betriebskrankenkassen (BKK), historisch begründet*
> - *Sozialversicherungsanstalt der Bauern (SVB) für selbstständige Bauern*
> - *Versicherungsanstalt öffentlich Bediensteter (BVA)*

GMEINER: Wenn mein Kind eine Gratiszahnspange bekommt, welche Art von Zahnspange ist das? Wer entscheidet, welche Art von festsitzender oder herausnehmbarer Zahnspange mein Kind bekommt? Können Eltern das entscheiden oder die Krankenkasse oder der Arzt?

DR. VIVIANE ÖSTERREICHER: Bei älteren Kindern und Jugendlichen ist es vorgesehen, dass die bleibenden Zähne mit festsitzenden Brackets behandelt werden. Das gibt die Krankenkasse vor, da kann man sich Methode nicht aussuchen. Man kann keine Keramikbrackets auswählen, also keine weißen Brackets, auch keine unsichtbaren Zahnspangen. Diese Auswahl gibt es bei der Gratiszahnspange nicht, das ist eine Privatleistung.
Bei jüngeren Kindern bei Behandlungen am Milchgebiss kann man in manchen Fällen wählen, ob man mit einer herausnehmbaren oder einer fixen Zahnspange behandelt.

GMEINER: Sie haben gerade Milchzähne erwähnt. Wäre es nicht grundsätzlich besser zu warten, bis die Zähne Erwachsenenstatus erreicht haben? Oder muss man so früh wie möglich, also schon bei Milchzähnen handeln?

DR. VIVIANE ÖSTERREICHER: Einige Zahnfehlstellungen lassen sich besser in jüngeren Jahren behandeln, also im Alter von etwa 7 oder 8 Jahren, wenn noch Milchzähne im Mund vorhanden sind. Wenn es zum Beispiel darum geht, einen Oberkiefer zu dehnen, weil er zu schmal ist, dann gilt die Regel: Je jünger das Kind, desto besser und nachhaltiger funktioniert das.

Wenn es darum geht, die Position von bleibenden Zähnen zu korrigieren, dann macht es in vielen Fällen Sinn zu warten, bis alle bleibenden Zähne da sind.

WICHTIG ZU WISSEN: *Es hängt von der Art der Fehlstellung ab, ob man sie schon beim jüngeren Kind behandeln sollte oder erst dann, wenn alle bleibenden Zähne da sind.*

GMEINER: Wie lange dauert so eine Behandlung grundsätzlich, bis man wieder „schöne" Zähne hat?

DR. VIVIANE ÖSTERREICHER: Das hängt auch von der Art der Fehlstellung ab. Wenn es um einen Kreuzbiss bei einem jüngeren Kind geht, dauert die Behandlung zirka ein Jahr. Wenn es um einen Jugendlichen geht, der viele schiefe Zähne hat, bei dem man vielleicht auch Zähne entfernen muss, dann kann die Behandlung bis zu drei Jahre dauern.

GMEINER: Bleiben die Zähne nach der Behandlung immer gleich schön oder gibt es da auch im Laufe des Lebens Veränderungen?

DR. VIVIANE ÖSTERREICHER: Ein Gebiss ist immer einer gewissen Dynamik unterworfen. Man muss sich nach der Zahnspangenbehandlung darum kümmern, dass die Zähne gerade bleiben. Da gibt es verschiedenen Methoden. Eine dieser Methoden wäre, innen von Eckzahn bis Eckzahn einen Draht zu kleben und die Schneidezähne zu stabilisieren.

GMEINER: Jetzt kommt die klassische Angsthasenfrage: Ist eine Zahnspangenbehandlung schmerzhaft?

DR. VIVIANE ÖSTERREICHER: Das ist unterschiedlich. Kinder und Jugendliche sind da sehr anpassungsfähig. Sie brauchen vielleicht 2 oder 3 Tage, um sich an die neuen Gegebenheiten im Mund zu gewöhnen. Bei einer fixen Zahnspange im Erwachsenenalter kann es ein paar Tage länger dauern. Erwachsene sind da manchmal etwas empfindlicher, aber für Erwachsene gibt es auch andere Methoden. Es gibt zum Beispiel unsichtbare herausnehmbare Zahnspangen, das sind dünne Kunststoffschienen, die werden sehr gut vertragen, ohne Probleme auch bei Erwachsenen.

GMEINER: Das heißt, auch mit diesem Fremdkörper im Mund braucht man keine langen Gewöhnungszeiten? Man gewöhnt sich also rasch daran?

DR. VIVIANE ÖSTERREICHER: Jawohl, man gewöhnt sich relativ schnell daran. Auch der Umgang bei der Zahnpflege ist schnell gelernt. Die Behandlungszeit läuft unproblematisch.

> **GUT ZU WISSEN**: Man gewöhnt sich sehr rasch an eine Zahnspange.

GMEINER: Junge Menschen wollen nicht lange Zeiten beim Zahnarzt verbringen. Wie lange dauert es, bis man die Zahnspange bekommt? Wie viele Termine beim Zahnarzt sind dafür notwendig?

DR. VIVIANE ÖSTERREICHER: Der erste Termin ist gewöhnlich der Beratungstermin, bei dem der Zahnfehlstellungsgrad festgestellt wird. Beim zweiten Termin, das ist der Diagnosetermin, werden Abdrücke gemacht, Röntgenbilder, Fotos, eine genaue Untersuchung von den Zähnen, vom Gesicht. Anhand dieser Unterlagen, die bei diesem Termin erstellt werden, kann der Behandlungsfall geplant werden. Beim dritten Termin wird dieser Behandlungsplan besprochen. Bei diesem dritten Termin oder bei einem vierten kann die Zahnspange im Mund eingebracht werden.

GMEINER: Wie oft muss man zur Kontrolle kommen, nachdem die Zahnspange eingesetzt wurde?

DR. VIVIANE ÖSTERREICHER: Gewöhnlich alle 4 bis 6 Wochen.

GMEINER: Können Zahnspangen kaputt werden? Was ist da zu beachten? Was soll ich nicht machen?

DR. VIVIANE ÖSTERREICHER: Wenn man eine fixe Zahnspange im Mund hat ist es ganz gut, bei harten Nahrungsmitteln aufzupassen, z.B. bei harten Brotrinden oder bei knackigen Äpfeln. Den Apfel sollte man vorher in Stücke schneiden, damit man sich kein Bracket runter beißt.

GMEINER: Aber mit Zahnspange kann man alles essen wie mit einem gesunden Gebiss auch?

DR. VIVIANE ÖSTERREICHER: Ja, mit Zahnspange kann man alles machen und alles essen. Es gibt keine Einschränkungen.
Wenn man ein Musikinstrument, ein Blasinstrument spielt, kann man einen Schutz auf die Zahnspange draufgeben, damit die Lippen nicht gereizt werden.
Oder wenn man begeisterter Eishockeyspieler ist, kann man einen Sportschutz in den Mund geben, damit die Zähne nicht gefährdet sind.

> **GUT ZU WISSEN**: Mit einer Zahnspange gibt es keine Einschränkungen. Man kann man alles essen. Man kann ein Blasinstrument spielen. Man kann Sport betreiben.

GMEINER: Wie sieht die Zahnpflege aus, wenn man eine Zahnspange hat? Welche Tipps für die Zahnpflege gibt es, damit die Zahnspange und die Zähne schön bleiben?

DR. VIVIANE ÖSTERREICHER: Die Zahnpflege ist bei einer Zahnspangenbehandlung ein ganz großes Thema. Es ist wichtig, sich einmal pro Tag 5 Minuten nur für die Zähne Zeit zu nehmen. Bei dieser gründlichen Zahnpflege – am besten am Abend – ist es gut, nicht nur mit der Zahnbürste gründlich zu putzen, sondern auch mit kleinen Bürsten direkt um die Brackets herum zu putzen, und auch Zahnseide zu verwenden. Es gibt spezielle Zahnseiden, die man trotz Zahnspange verwenden kann, die man zwischen die Zähne durchfädeln kann. Wenn man das beherzigt, dann hat man nach drei Jahren nicht nur schöne gerade, sondern auch schöne gesunde Zähne.

> **WICHTIG ZU WISSEN**: *Die Zahnpflege ist bei einer Zahnspangenbehandlung ein ganz großes Thema! Mit der Zahnbürste gründlich Zähne putzen, mit kleinen Bürsten direkt um die Brackets herum putzen, Zahnseide verwenden.*

GMEINER: Wenn jemand nicht möchte, dass man die Zahnspange sieht: Gibt es Möglichkeiten, eine Zahnspange zu tragen, die für andere unsichtbar ist?

DR. VIVIANE ÖSTERREICHER: Ja. Es gibt durchsichtige Kunststoffschienen, mit denen man Zähne in die richtige Richtung bewegen kann. Die sind nahezu unsichtbar und auch sehr bequem, weil nichts an den Wangen oder an der Zunge drückt und nichts scheuert. Man trägt sie rund um die Uhr, außer zum Essen und zum Zähneputzen. Diese Kunststoffschiene ist eine herausnehmbare Zahnspange. Alle zwei Wochen setzt man eine neue Schiene ein. Diese Schienen drücken die Zähne nach und nach in die gewünschte Position.
Es gibt eine andere festsitzende Methode, das sind innenliegende Zahnspangen. Die liegen auf der Zungenseite des Mundes. Das ist zwar von außen nicht sichtbar, für die Zunge ist das aber eine leichte Einschränkung, weil die Zunge mit diesem Fremdkörper innen zurechtkommen muss.

GMEINER: Warum macht man das nicht bei allen? Gibt es Nachteile bei dieser Art von unsichtbaren Zahnspangen?

DR. VIVIANE ÖSTERREICHER: Nicht alle Zahnfehlstellungen lassen sich mit der unsichtbaren Zahnspange behandeln. Deswegen kann man nicht in allen Fällen die durchsichtige Schiene einsetzen.
Bei der innenliegenden Zahnspange handelt es sich um ein sehr hochwertiges und teures Produkt, das die Krankenkasse schlichtweg nicht übernimmt.

GMEINER: Es ist also eine Kostenfrage, weil die unsichtbaren Zahnspangen kostenintensiver sind.

DR. VIVIANE ÖSTERREICHER: Ja, so ist es.

GMEINER: Haben Tipps, die Sie Zahnspangenträgern geben möchten?

DR. VIVIANE ÖSTERREICHER: Ein Tipp wäre Geduld zu haben. In der Zahnspangenzeit ist man optisch vielleicht etwas eingeschränkt, aber diese Geduld zahlt sich aus, weil man nach zwei bis drei Jahren ein sehr schönes Gebiss, ein sehr schönes Lächeln hat.

GMEINER: Zahnspange früher und Zahnspange heute: Welche Unterschiede gibt es?

DR. VIVIANE ÖSTERREICHER: Früher hat man alles von Hand geplant. Man hat das Röntgen von Hand durchgezeichnet und die Modelle von Hand ausgemessen.
Heutzutage geht alles in Richtung Digitalisierung. Sprich, ich kann die Röntgenbilder vom Patienten digital auswerten, ich brauche in Zukunft keine Abdrücke mehr zu machen, sondern kann die Zähne einscannen. Ich habe dieses dreidimensionale Modell von den Zähnen im Computer, kann es direkt dort auswerten und kann dann die Behandlungsplanung im Computer machen. Das heißt, ich kann die Bewegung jedes einzelnen Zahnes genau im Computer vorausplanen und auch die gewünschte Endstellung im Computer simulieren. Das ist eine Riesenentwicklung, ein riesiger Schritt in der Kieferorthopädie, ein Umbruch, der gerade stattfindet: die Computerplanung von Zahnbewegungen.

GUT ZU WISSEN: *3D Technologie ermöglicht ein dreidimensionales Modell von den Zähnen im Computer. Dadurch kann man die Bewegung jedes einzelnen Zahnes genau im Computer vorausplanen und auch die gewünschte Endstellung im Computer simulieren.*

GMEINER: Gab oder gibt es auch Entwicklungen beim Material der Zahnspangen? Hat sich etwas verändert bei der Größe, bei der Form?

DR. VIVIANE ÖSTERREICHER: Ja. In den 70er, 80er Jahren hat man damit begonnen, um jeden Zahn einen Metallring zu setzen, das heißt, der Mund war eigentlich voller Metall, wenn man eine Zahnspange hatte.
In den 80er Jahren sind dann sogenannte Brackets aufgekommen. Brackets sind rechteckige Metallstücke, die auf jeden einzelnen Zahn geklebt werden. Seit ca. 10 Jahren gibt es die sogenannten selbstlegierenden Brackets, das bedeutet, dass ich den Bogen, der die Zähne miteinander verbindet, nicht mehr bei jedem Zahn zusätzlich mit einem kleinen Draht befestigen muss, sondern ich habe bei jedem Bracket eine Art kleine Tür, eine kleine Klappe, die ich auf und zu machen kann. Ich mache die Klappe auf, gebe den Bogen hinein, mache die Klappe zu und der Bogen ist fest drinnen.
Das bringt mehrere Vorteile. Ich habe kürzere Behandlungszeiten in der zahnärztlichen Ordination, denn so ein Bogenwechsel dauert jetzt 5 Minuten. Früher hat er eine halbe Stunde gedauert. Ein weiterer Vorteil ist, dass die Reibung zwischen dem Bogen und dem Bracket reduziert ist, sodass sich die Zähne im Rahmen der Zahnspangenbehandlung schneller und freier bewegen können. Manche sagen auch, dass dadurch weniger Spannungen für den Patienten aufkommen. Ob das wissenschaftlich belegt ist, weiß ich nicht.
Seit ca. 10 Jahren gibt es ein neues Material, das verwendet wird, und zwar ein thermoaktives Material. Der Bogen, der die Zähne miteinander verbindet, ist thermoaktiv. Das bedeutet, dass er bei Raumtemperatur ganz weich und flexibel ist und erst bei Körpertemperatur aktiviert wird. Erst bei Körpertemperatur bewegt der Bogen die Zähne.

DDR. GERALD JAHL: Welchen Vorteil hat das?

DR. VIVIANE ÖSTERREICHER: Wenn ich den Bogen aus der Lade nehme und er noch 20 Grad Raumtemperatur hat, ist er flexibel, deshalb kann ich ihn ganz leicht in den Mund auf die schiefen Zähne hineinbringen. Sobald er sich aufgewärmt hat wird der Bogen fest und fängt zu arbeiten an.

GMEINER: Was wünschen Sie sich als Zahnarzt von der Politik? Was wünschen Sie sich als Zahnarzt von der Versicherung? Was könnte man verbessern?

DR. VIVIANE ÖSTERREICHER: Was man deutlich verbessern könnte, wären die aktuellen Positionen im Kassenvertrag, sprich der Leistungskatalog. Der Leistungskatalog ist 1956 festgelegt worden – also vor über 50 Jahren – und hat sich seitdem nicht verändert.

DR. GERNOT ÖSTERREICHER: Damals wusste man noch nicht mal, dass es Parodontitis gibt.

DR. VIVIANE ÖSTERREICHER: Damals gab es keinen Schwerpunkt in der Kinderzahnheilkunde. Heutzutage ist der Politik sehr wohl bewusst, dass sich Kinderzahnheilkunde auszahlt, weil man sich damit spätere Behandlungskosten bei Erwachsenen erspart.
Das ist der Hauptpunkt, der verbesserungswürdig ist: Man sollte Geld in die Prophylaxe investieren. Sprich, Zähne versiegeln soll zu einem Kassenpunkt im Leistungskatalog werden, weil man sich damit spätere Füllungen erspart.

GMEINER: Was bedeutet das: Zähne versiegeln?

DR. VIVIANE ÖSTERREICHER: Das bedeutet, dass man auf die Kaufläche eine dünne Schicht Kunststoff aufträgt. Das macht man bei den bleibenden Backenzähnen. Diese Technik – der Fachbegriff heißt Fissurenversiegelung – seit den 70er Jahren. Wir wenden diese Technik häufig an. Leider wird sie – im Gegensatz zu Deutschland – bei uns nicht von der Kasse übernommen, sondern muss vom Patienten privat gezahlt werden.

DR. GERNOT ÖSTERREICHER: Zahnversiegelung ist nicht bei jedem Zahn notwendig. Das Fissurenrelief, also die Beschaffenheit der Kaufläche, die Tiefe der Furchen, das ist bei jedem Zahn von der Anatomie her anders.

GMEINER: Kann man Zahnversiegelung nur bei Kindern machen?

DR. GERNOT ÖSTERREICHER: Das kann man auch bei Erwachsenen machen.

DR. VIVIANE ÖSTERREICHER: Solange der Zahn ganz gesund ist, kann man Zahnversiegelung auch bei Erwachsenen machen. Es geht darum, Kariesentstehung zu vermeiden. Sobald der Zahn eine Füllung hat, ist die Karies schon behandelt und der Zahn ist durch die Füllung versiegelt.

> **GUT ZU WISSEN**: *Zahnversiegelung von Backenzähnen ist eine wirkungsvolle Methode, um Kariesentstehung an den Kauflächen zu verhindern. Dafür muss der Zahn allerdings gesund sein. Falls bereits Karies besteht, würde das auch nach der Fissurenversiegelung den Zahn weiter schädigen. Zahnversiegelung ist daher eine nachhaltige Prophylaxe in der Kinderzahnheilkunde.*

DR. GERNOT ÖSTERREICHER: Karies allein ist nicht das einzige Problem. Was Mundgesundheit betrifft ist unser größtes Problem Parodontitis. In Österreich und Mitteleuropa verlieren über 40-Jährige mehr Zähne durch Parodontitis als durch Karies. Um das zu verhindern, müsste man nach skandinavischem Muster vorgehen.

In den skandinavischen Ländern gehen die Kinder von Kindesbeinen an mehr oder weniger verpflichtend zur Prophylaxe, das heißt: Kontrolluntersuchung plus professionelle Mundhygiene. Das bezahlt die Krankenkasse. Die Prophylaxe ist nicht verpflichtend, aber wenn jemand die Prophylaxe nicht gemacht hat und in der Folge Zahnprobleme bekommt, dann bezahlen die Leute das aus eigener Tasche.

Ich glaube, auf diese Weise könnte man das Bewusstsein massiv verändern. Wenn ich weiß: Ich habe eine Leistung, die die Krankenkasse bezahlt, und kann damit optimal dafür sorgen, dass meine Zähne gesund bleiben, und wenn ich das nicht mache, bleibe ich auf den Kosten selber sitzen.

GMEINER: Verstehe ich Sie richtig: Der Leistungskatalog der Krankenkasse ist ein Reparatur-Leistungskatalog. Prophylaxe wird nicht bezahlt.

DR. VIVIANE ÖSTERREICHER: Genau.

GMEINER: Beratung wird demnach auch nicht von der Krankenkasse bezahlt?

DR. GERNOT ÖSTERREICHER: Es gibt eine Position „Beratung", die liegt im Moment im Schnitt bei 12 Euro. Bei diesem Tarif muss man bedenken, dass wir bei aller Aufklärungspflicht, die wir haben, zu einem Stundenlohn kämen, wo man sich fragen muss: Warum tut man sich das an, dafür 6 Jahre durch eine akademische Ausbildung zu gehen? Wenn wir berücksichtigen, was wir verrechnet bekommen und was wir verpflichtet sind, den Patienten nicht nur zu beraten, sondern auch aufzuklären, dann würden wir leider Gottes wirklich am Sessel verhungern.
Das heißt, die Position Beratung ist überhaupt nichts wert. Das bringt nichts, deswegen wird beim Kassenarzt auch nicht beraten, sondern es wird gemacht. In einer Kassenordination hat der Zahnarzt keine Zeit stundenlang zu reden, der muss arbeiten. Der verdient nur durch Menge. Und durch Reparatur.

DR. VIVIANE ÖSTERREICHER: Was präventiv viel helfen und der Kasse später Kosten ersparen würde ist, den Kindern Zahnputzinstruktionen zu geben. Sprich, der Zahnarzt sollte beim Kontrolltermin bei Kindern einmal im Jahr die Beläge anfärben und ihnen zeigen, wo sie super geputzt haben, wo sie noch besser putzen können, und das den Kindern bewusst machen. Denn damit wissen die Kinder, wie sie zuhause ihre Zähne besser pflegen können. Auf diese Weise werden spätere Füllungen vermieden und Kosten bei den Krankenkassen eingespart.

DR. GERNOT ÖSTERREICHER: Damit würde auch den Eltern gezeigt, wie schlecht eigentlich geputzt wurde.
Zweimal täglich 3 Minuten die Zähne gut putzen, und zwar mit einer fluoridierten Zahnpasta, das hat auf jeden Fall Sinn. Die Zahnpasten für Kinder haben für jedes Alter abgestimmte Inhaltsstoffe, das sind diese „parts per million". Kinderzahnpasten enthalten etwa zwei Drittel weniger Fluorid als Junior- oder Erwachsenenzahnpasten, höchstens 500 ppm (= parts per million).

GMEINER: Frau Dr. Österreicher, Sie sagten, ideal wären Zahnputzinstruktionen direkt vom Zahnarzt, wenn das Kind zum Kontrolltermin kommt. Warum wird das nicht gemacht?

DR. VIVIANE ÖSTERREICHER: Leider wird das so nicht gemacht, weil es von der Krankenkasse nicht bezahlt wird. Das wäre derzeit eine Privatleistung, die von den Eltern bezahlt werden müsste.

DR. GERNOT ÖSTERREICHER: Wir haben einen eigenen Punkt: „Zahnputztraining". Dafür werden 15 Euro berechnet. Da steht meine Assistentin auf meiner Behandlungseinheit und muss in der Zeit, wo wir sie bezahlen, Zahnputztraining machen. Als Zahnarzt muss ich dafür Geld verlangen, ich kann meine Assistentin nicht Arbeit machen lassen, die mir nichts bringt.

DR. VIVIANE ÖSTERREICHER: Aus zahnärztlicher Sicht wäre es wichtig, das regelmäßige und genaue Zahnputztraining durch den Zahnarzt in den Leistungskatalog der Krankenkassen aufzunehmen. Denn das würde die Zahngesundheit grundsätzlich wesentlich verbessern. Es ist den Kindern oft nicht bewusst, dass sie nur auf einer Seite putzen oder dass sie beim Zähneputzen ganze Zahnreihen auslassen.

GMEINER: Gibt es Kampagnen für Zahngesundheit für Kinder? Wird zum Beispiel in Schulen erklärt, wie man richtig Zähne putzt?

DR. VIVIANE ÖSTERREICHER: Ja. Es gibt Zahngesundheitserzieherinnen, in Niederösterreich ist das der KROKO, ein grünes Stofftierkrokodil. Die Zahngesundheitserzieherinnen gehen in die Kindergärten und in die Volksschulen und erklären den Kindern altersgerecht, worauf sie bei ihrer Ernährung achten sollen und was sie beim Zähneputzen beachten müssen.

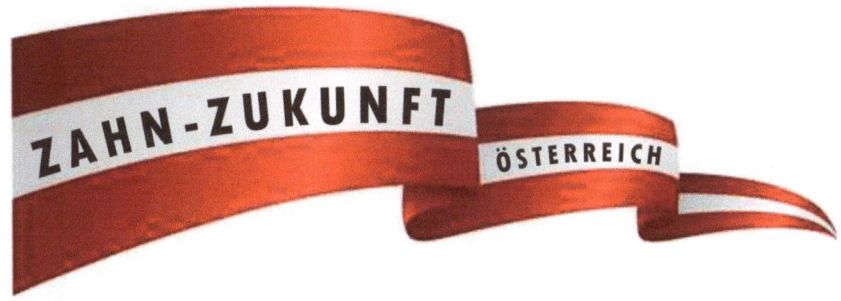

**Kinderzähne in Österreich –
Was verbessert werden sollte**

- ✓ Der Leistungskatalog der Krankenkassen ist über 50 Jahre alt – er muss überarbeitet werden!
- ✓ Der Leistungskatalog der Krankenkassen kennt keinen Schwerpunkt Kinderzahnheilkunde – das muss sich ändern!
- ✓ Prophylaxe muss wichtiger sein als Zahnreparatur – hier müssen Politik und Krankenkassen sich ändern!
- ✓ Zahnpflege und Vorbeugung darf keine Frage des Geldes sein!
- ✓ Beratung des Zahnarztes muss viel besser honoriert werden!
- ✓ Die Gratiszahnspange war ein politischer Schnellschuss – soziale Staffelung bei der Finanzierung wäre besser!
- ✓ Für einkommensschwache Familien sollten alle Zahnspangenbehandlungen subventioniert werden – nicht nur für die schweren Zahnfehlstellungen!
- ✓ Kinder sollen vom Zahnarzt Zahnputztraining bekommen – bezahlt von der Krankenkasse!

3. Behandlung von jüngeren Kindern

GMEINER: Worauf sollte der Zahnarzt bei kleinen Kindern besonders achten?

DR. VIVIANE ÖSTERREICHER: Kinder haben andere Ansprüche an den Zahnarztbesuch als Erwachsene. Sie brauchen mehr Zeit, Einfühlungsvermögen und eine kinderfreundliche Atmosphäre. Das ist mir in meiner Praxis sehr wichtig.

GMEINER: Wie kann ich meinem Kind den Zahnarztbesuch erleichtern?

DR. VIVIANE ÖSTERREICHER: Kommen Sie mit Ihrem Kind zu einer ganz normalen Kontrolle. Der erste Besuch sollte dem gegenseitigen Kennenlernen dienen, das Kind soll sich ungezwungen mit der Situation vertraut machen können.
Das Kind sollte in Begleitung einer Person kommen, die selbst keine Angst vor dem Zahnarzt hat, denn diese Nervosität überträgt sich leicht.
Bitte drohen Sie niemals mit dem Zahnarzt (z.B.: „Wenn du nicht Zähne putzt, dann müssen wir zum Zahnarzt gehen und der bohrt dann und das tut dann weh ..."). Sagen Sie auch nicht: „Es tut eh nicht weh", oder: „Es passiert eh nichts", oder: „Du brauchst keine Angst haben." Das Unterbewusstsein merkt sich nur die Wörter „weh", „es passiert was", „Angst". Besser ist es, mit positiven Worten zu arbeiten.

GMEINER: Ab welchem Alter soll ein Kind generell zum Zahnarzt gehen?

DR. VIVIANE ÖSTERREICHER: Im Alter von 3-4 Jahren. Bringen Sie Ihre Kinder am besten davor zu Ihrem Beratungs- oder Kontrolltermin mit. So können Ihre Kinder den Zahnarzt in einer ungezwungenen, entspannten Situation kennen lernen.

GMEINER: Wie oft sollte ein Kind zum Zahnarzt?

DR. VIVIANE ÖSTERREICHER: Kinder sollten halbjährlich zur Kontrolle kommen. Dabei wird sowohl auf das Vorhandensein von Karies als auch auf die Zahnstellung geachtet.

GMEINER: Wie kann ich Karies bei meinem Kind vermeiden?

DR. VIVIANE ÖSTERREICHER: Karies lässt sich leider nicht immer vermeiden. Mit folgenden Tipps lässt sich die Wahrscheinlichkeit aber deutlich reduzieren:
Lassen Sie Ihr Kind nicht mit der Flasche einschlafen.
Putzen Sie bis zum Alter von 7-8 Jahren immer selbst noch einmal nach.
Nach dem abendlichen Zähneputzen weder essen noch gesüßte Getränke anbieten.
Achten Sie auf ausgeglichene Ernährung.
Vermeiden Sie gesüßte Säfte oder gesüßten Tee.
Gehen Sie halbjährlich zur zahnärztlichen Kontrolle.

GMEINER: Ab welchem Alter sollte man Zahnfehlstellungen bei Kindern behandeln?

DR. VIVIANE ÖSTERREICHER: Manche Fehlstellungen sollte man bereits im Alter von 7-10 Jahren korrigieren, z.B. den Kreuzbiss. Beim Kreuzbiss ist der Oberkiefer zu schmal, dadurch liegen die oberen Zähne – auf einer Seite oder auf beiden – weiter innen als die unteren Zähne. Normalerweise ist es umgekehrt, alle oberen Zähne liegen weiter außen als die unteren.

GMEINER: Wie sieht die Behandlung bei jüngeren Kindern aus?

DR. VIVIANE ÖSTERREICHER: Diese Zahnfehlstellungen lassen sich mit einer festsitzenden Zahnspange (dauert ca. 1 Jahr) oder mit einer abnehmbaren Zahnspange (bis zu 3 Jahre Behandlungsdauer) beheben.

GMEINER: Was kostet das?

DR. VIVIANE ÖSTERREICHER: Unter bestimmten Umständen (Zahnfehlstellungsgrad 4 oder 5) übernimmt hier die Krankenkasse bis zu

€ 683,- (einmalig), die BVA und die VAEB bis zu € 854,- (Stand 2016).
Die Kosten für diese Behandlung betragen zwischen € 854,- und 1.200,- pro Behandlungsjahr, je nach Aufwand, der Patientenanteil beträgt somit zwischen € 0,- und € 517,-.
Beträgt die Behandlungsdauer länger als ein Jahr (z.B. bei der abnehmbaren Zahnspange), so ist jedes weitere Jahr vom Patienten selbst zu tragen. Deshalb behandle ich auch öfter mit festsitzenden Zahnspangen, weil die Behandlungsdauer reduziert ist und der Erfolg sicherer ist. Nebenbei ist die finanzielle Belastung für die Eltern geringer.

4. Fragen zur (Gratis) Zahnspange an Dr. Viviane Österreicher

GMEINER: Wer kommt für die Gratiszahnspange in Frage?

DR. VIVIANE ÖSTERREICHER: Die Gratiszahnspange ist für Kinder und Jungendliche gedacht, welche bereits alle bleibenden Zähne haben und unter einer Zahnfehlstellung Grad 4 oder 5 leiden. Es betrifft also Patienten unter 18 Jahren mit einer schweren Zahnfehlstellung.

GMEINER: Wie erfahre ich, ob meine Zahnfehlstellung Grad 4 oder Grad 5 ist?

DR. VIVIANE ÖSTERREICHER: Ganz bestimmte Kriterien sind dafür ausschlaggebend. Ein Beratungstermin beim Kieferorthopäden wird Klarheit schaffen.

GMEINER: Welche Art von Zahnspange wird im Rahmen der Gratiszahnspange von der Krankenkasse übernommen?

DR. VIVIANE ÖSTERREICHER: Für die Hauptbehandlung (Behandlung von Kindern und Jugendlichen, welche bereits alle bleibenden Zähne haben) wird die Verwendung von Metallbrackets vorgeschrieben. Wünscht sich der Patient Keramikbrackets oder eine Behandlung mit einer unsichtbaren Zahnspange, so sind die Kosten vom Patienten zu tragen.

Für die interzeptive Behandlung (=Behandlung von jüngeren Kindern, welche auch noch Milchzähne im Mund haben) können je nach Fehlstellung herausnehmbare oder fixe Zahnspangen zum Einsatz kommen.

GMEINER: Ist es nicht besser zu warten, bis alle bleibenden Zähne da sind, bevor eine Behandlung begonnen wird?

DR. VIVIANE ÖSTERREICHER: Das hängt von dem Problem ab. Bei manchen Fehlstellungen (Kreuzbiss, weil der Oberkiefer zu schmal ist) ist es ideal, bereits im Alter von 7-9 Jahren zu behandeln. In diesem Alter lässt sich der Oberkiefer gut dehnen, die ideale Basis für die bleibenden Zähne wird geschaffen, die natürliche Weiterentwicklung des kindlichen Gebisses wird unterstützt.

In anderen Fällen ist es wichtig, dass sich der Patient noch im Wachstum befindet, z.B. bei einer Unterkieferrücklage. Dann ist es günstig, dass der Patient während seines pubertären Wachstumsschubes behandelt wird, auch wenn er zu diesem Zeitpunkt noch den einen oder anderen Milchzahn im Mund hat.

In einigen Fällen ist es in der Tat sinnvoll zu warten, bis alle bleibenden Zähne da sind. Der optimale Startzeitpunkt kann für jeden Patienten individuell bei einem Beratungsgespräch abgeklärt werden.

GMEINER: Wie lange dauert die Behandlung?

DR. VIVIANE ÖSTERREICHER: Das hängt von der Art und dem Ausmaß der Zahnfehlstellung ab. Eine „interzeptive Behandlung", also eine Behandlung von jüngeren Kindern, dauert üblicherweise zwischen 1 und 1,5 Jahren.

Die „Hauptbehandlung", also die Behandlung von älteren Kindern und Jugendlichen, welche schon alle bleibenden Zähne haben, dauert meistens 2-3 Jahre.

GMEINER: Bleiben die Zähne nach der Behandlung gerade?

DR. VIVIANE ÖSTERREICHER: Nach jeder kieferorthopädischen Behandlung ist es notwendig, die Zähne festzuhalten, damit sie sich nicht wieder zurückbewegen können. Dies kann entweder festsitzend oder herausnehmbar geschehen. Ein festsitzender Retainer ist ein dünner Draht, welcher innen von Eckzahn zu Eckzahn an die Schneidezähne geklebt wird. Dieser kann ein Leben lang im Mund bleiben. Alternativ können auch durchsichtige, herausnehmbare Schienen über Nacht getragen werden.

GMEINER: Ist die Behandlung schmerzhaft?

DR. VIVIANE ÖSTERREICHER: Nein. In den ersten Tagen nach dem Kleben der Zahnspange tritt ein leichtes Spannungsgefühl auf den Zähnen auf. Die moderne Kieferorthopädie arbeitet mit sehr leichten Kräften, dadurch hält sich die Spannung in Grenzen. Anfangs können auch die Brackets etwas an den Wangen scheuern, da kann man sich mit weichem Wachs (bekommt man vom Kieferorthopäden seines Vertrauens) abhelfen, welches auf die störenden Stellen aufgebracht wird. Dadurch ist die Oberfläche des störenden Teiles weich abgedeckt, und die Wange kann sich langsam an die neuen Gegebenheiten im Mund gewöhnen.

GMEINER: Wie oft muss man zur Kontrolle kommen?

DR. VIVIANE ÖSTERREICHER: Das variiert je nach Behandlungsphase. Gewöhnlich ca. alle 4-8 Wochen.

GMEINER: Können die Zähne durch die Zahnspange „kaputt" werden?

DR. VIVIANE ÖSTERREICHER: In einem gesunden, gepflegten Mund sind Schäden an den Zähnen äußerst unwahrscheinlich. Es ist allerdings wichtig, die Zähne während einer Zahnspangenbehandlung gut zu pflegen. Durch die festsitzenden Elemente im Mund bleiben Beläge oder Nahrungsmittelreste leichter hängen. Am Beginn der Behandlung wird dem Patienten üblicherweise gezeigt, wie er seine Zähne unter den neuen Umständen und „trotz" Zahnspange gut reinigen kann.

GMEINER: Gibt es die Möglichkeit, Zähne auch ohne eine festsitzende, sichtbare Zahnspange zu begradigen?

DR. VIVIANE ÖSTERREICHER: Ja. Es gibt eine ästhetische, komfortable Alternative in Form von durchsichtigen Schienen (z.B. Invisalign®). Diese werden Tag und Nacht getragen (außer zum Essen und zum Zähneputzen). Alle 2 Wochen wechselt der Patient seine Schienen. Die Schienen rücken die Zähne nach und nach in die gewünschte Position.

GMEINER: Ist eine Gratiszahnspange wirklich gratis oder muss ich mit Zusatzkosten rechnen?

DR. VIVIANE ÖSTERREICHER: Wie gesagt ist die Gratiszahnspange für Kinder und Jugendliche gedacht. Wer eine „Gratiszahnspange" möchte, muss Metallbrackets (kleine Metallelemente, welche auf den Zahn geklebt werden) in Kauf nehmen. Keramikbrackets, innenliegende Zahnspangen oder unsichtbare Schienen werden von der Kasse nicht genehmigt. Wenn der Patient dies trotzdem möchte, ist das gesamte Honorar privat zu zahlen. Die Kosten liegen zwischen € 4.000,– und € 6.000,–.
Die Gratiszahnspange ist beim Vertragskieferorthopäden völlig kostenfrei, beim Wahlkieferorthopäden (wie ich es eine bin) bekommt man bis zu 80 % von der Krankenkasse refundiert. Die Kosten betragen € 4.550,–, 80 % davon zahlt die Kasse.
Das erste Behandlungsjahr kostet € 2.047,50, das zweite € 1.137,50. Bei Abschluss der Behandlung fallen € 1.365,– an.
Der Patient muss diese Beträge zuerst an mich überweisen, dann bekommt er jeweils 80 % von der Krankenkasse zurück überwiesen.

GMEINER: Wie kann man sich das konkret vorstellen? Wie läuft das ab?

DR. VIVIANE ÖSTERREICHER: Der Ablauf ist folgender: Der Patient bzw. die Familie kommt zu mir zur Erstberatung. Bei diesem Termin wird festgestellt, wie stark der Grad der Zahnfehlstellung ist (Grad 1, 2, 3, 4 oder 5).
Wünscht der Patient eine Behandlung, folgt dann der Termin zur Erstellung der Diagnoseunterlagen, kurz „Diagnosetermin" (Rönt-

gen, Fotos, Abdrücke, Anamnese, kieferorthopädische und zahnärztliche Untersuchung).
2 Wochen später kommt der Patient zwecks Diagnosebesprechung: Der Behandlungsplan wird mit dem Patienten besprochen und abgesprochen, eventuell wird er über verschiedene Therapiemöglichkeiten informiert. Ich schicke dann die Diagnose und den Antrag an die jeweilige Krankenkasse. Bei Grad 1-3 bekommt man einen Zuschuss von bis zu € 300,- bis € 600,- pro Behandlungsjahr (je nach Krankenkasse, insgesamt 3x). Bei Grad 4 oder 5 bekommt man bis zu € 3.640,- insgesamt retour (das sind 80 % von € 4.550,-).
Allein die BVA zahlt auch bei Grad 3 bis zu € 3.500,-, bei Grad 4 und 5 bis zu € 4.550,-. Für BVA Patienten kann also auch die Behandlung beim Wahlkieferorthopäden kostenlos sein! Das ist ganz neu, diese Info ist erst seit kurzer Zeit bekannt.

GMEINER: Aus welchen Gründen bezahlen manche Patienten die Behandlung privat anstatt sich mit den Kassenleistungen zu begnügen?

DR. VIVIANE ÖSTERREICHER: Die Vorteile für den Patienten, der sich privat von mir behandeln lässt, sind (hoffentlich ;-) folgende:
Sein Fall wird individuell und nach hohen Qualitätskriterien geplant und behandelt. Ich verfüge über jahrelange Behandlungserfahrung, war Universitätsassistentin auf der Abteilung für Kieferorthopädie (=Zahnspangen) der Wiener Universitätszahnklinik. Ich lasse mich gerade zum Master of Science der Kieferorthopädie ausbilden (Donauuniversität Krems).
Der Patient genießt das angenehme private Ambiente: kurze/keine Wartezeiten, freundliches Team, die Abdrücke können auf Wunsch unter Lachgassedierung durchgeführt werden (kein Brechreiz). Die Bürokratie (Einreichen der Rechnungen) übernehmen wir auf Wunsch für den Patienten.

5. SELBST-CHECK: (Gratis) Zahnspange

Allgemeiner ZAHNSPANGEN-CHECK

Mit diesem Zahnspangen-Check kann jeder für sich selbst ermitteln, ob man eine Zahnspange tragen sollte oder nicht. Aber nur ein Röntgen und eine Untersuchung durch einen erfahrenen Zahnarzt geben die endgültige Sicherheit. Also einfach in der Zahnarzt-Ordination nachfragen!

Die 10 Zeichen, dass ein Besuch beim Kieferorthopäden angebracht wäre:
(bitte Zutreffendes ankreuzen)

1) Bist Du mit Deiner Zahnstellung zufrieden?

   ❏ ja → *Gratuliere! Bitte weiter zu <u>Frage 1a</u>*

   ❏ nein → *Bitte weiter zu <u>Frage 2</u>*

1a) Hast Du Probleme bei Essen oder beim Sprechen?

   ❏ ja → *Bitte weiter zu <u>Frage 2</u>*

   ❏ nein → *Gratuliere nochmal! Um den guten Zustand Deiner Zähne aufrechtzuerhalten, gehe bitte 2x jährlich zur Kontrolle.*

2) Bist Du bereit, eine Zahnspange zu tragen?

   ❏ ja, auch eine fixe → *bitte weiter zu <u>Frage 3</u>*

   ❏ nur eine unsichtbare → *Vielleicht kommt die Invisalign® Methode für dich in Frage!*

   ❏ nein → *Lass Dich beraten, vielleicht gibt es noch eine andere Lösung für Dein Anliegen!*

3) Bist Du jünger als 18?

    ❏ ja   → *Lass Dich beraten, vielleicht gehört Deine Zahnfehlstellung zur Gruppe IOTN 4 oder 5, dann hättest Du Anspruch auf eine „Gratiszahnspange".*

    ❏ nein   → *Auch für Erwachsene gibt es von der Krankenkasse Zuschüsse für die Zahnspangenbehandlung, lassen Sie sich beraten.*

4) Gibt es eine Mittellinienabweichung von mehr als 2mm?

    ❏ ja   ❏ nein   ❏ weiß nicht

5) Gibt es einen verstärkten Überbiss oder Verbiss?

    ❏ ja   ❏ nein   ❏ weiß nicht

6) Zeigen sich Abweichungen von einzelnen Zähnen zu ihren Nachbarzähnen?

    ❏ ja   ❏ nein   ❏ weiß nicht

7) Gibt es Anzeichen für Kreuzbiss und Scherenbiss?

    ❏ ja   ❏ nein   ❏ weiß nicht

8) Haben die Zähne Platzmangel oder Platzüberschuss?

    ❏ ja   ❏ nein   ❏ weiß nicht

9) Gibt es Anzeichen für Zahnwanderung?

    ❏ ja   ❏ nein   ❏ weiß nicht

10) Gibt es bereits fehlende Zähne?

    ❏ ja   ❏ nein   ❏ weiß nicht

Wenn Du mehrere Fragen (Nr. 1a und 4-10) mit „Ja" beantwortet hast, dann solltest Du einen Termin beim Kieferorthopäden vereinbaren. Dort kann abgeklärt werden, ob Du wirklich eine Zahnspange brauchst, und Du erfährst vom Zahnarzt, welche Möglichkeiten es gibt.

Wann bekommt man in Österreich eine GRATISZAHNSPANGE?

1) Bist Du jünger als 18 Jahre?

   ❏ ja   ❏ nein

2) Bist Du bereit, eine fixe Zahnspange zu tragen?

   ❏ ja   ❏ nein

Wenn Du beide Fragen mit „Ja" beantwortet hast, dann vereinbare bitte einen Termin bei einem qualifizierten Kieferorthopäden oder Vertragskieferorthopäden. Dieser wird feststellen, ob Du auf Grund Deiner Zahnfehlstellung die Kriterien für die Gratiszahnspange erfüllst.

Als nächstes bekommst Du einen Termin für die Erstellung der Diagnoseunterlagen (Abdrücke, Fotos, Röntgenbilder, kieferorthopädische Anamnese und Untersuchung). Beim 3. Termin erfährst Du die für Dich optimalen Behandlungsmöglichkeiten. Dann werden Deine Diagnose und Dein Therapieplan der Krankenkasse übermittelt. Beim 4. Termin bekommst Du Deine Zahnspange.

Zahnkronen – Zahnersatz – Paradontologie

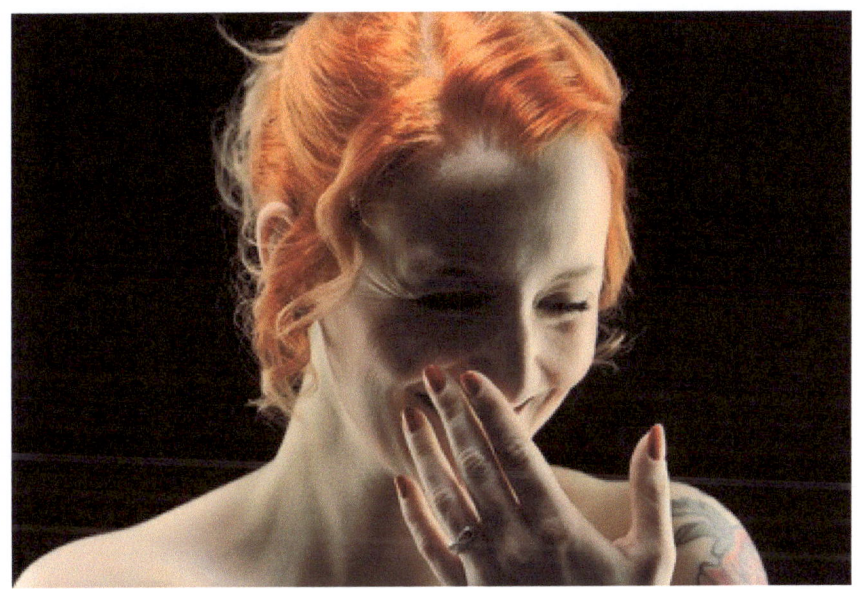

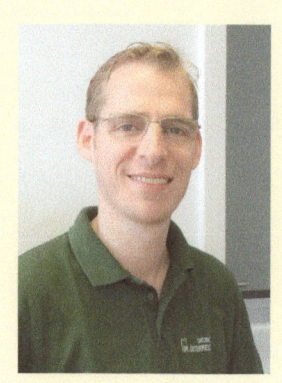

Dr.med. dent. Gernot Österreicher

Zahnarzt
Zahnärztliches Fortbildungsdiplom der österreichischen Zahnärztekammer
Zahnärztliches Fortbildungsdiplom der österreichischen Zahnärztekammer, Zusatz Implantologie

Werdegang:

- 2009-2016: diverse Fortbildungen im In- und Ausland
- 2009: Ordinationseröffnung in Hollabrunn
- 2006-2009: Vertretungszahnarzt in Ordinationen in Wien, Niederösterreich, Steiermark, Kärnten und dem Burgenland
- 2006: Promotion zum Doktor der Zahnheilkunde an der medizinischen Universität Wien

www.droesterreicher.at

1. Einführung – von Dr. Gernot Österreicher

GMEINER: Herr Dr. Österreicher, Sie sind Zahnarzt mit dem Schwerpunkt Zahnerhaltung, Zahnersatz und Implantatprothetik. Wie war Ihr Werdegang?

DR. GERNOT ÖSTERREICHER: Meine zahnärztliche Tätigkeit habe ich vor mehr als neun Jahren gestartet. Nach meiner Zeit an der Klinik Wien habe ich an mehreren Standorten in Österreich als Vertretung in Zahnarztordinationen gearbeitet, sei es wöchentlich oder teilweise über zwei Jahre Dauervertretungen. Danach habe ich gemeinsam mit meiner Frau eine Wahlarztordination in Hollabrunn gegründet.

GMEINER: Warum gerade Hollabrunn?

DR. GERNOT ÖSTERREICHER: Ganz einfach, ich stamme aus einer Großfamilie und habe meine ganze Kindheit und Jugend hier verbracht. Das war ein Mitgrund dafür, neben den bestehenden Kassenordinationen in Hollabrunn eine Wahlarztordination zu gründen.

GMEINER: Warum haben Sie es gewagt, ohne Kassenvertrag eine Ordination zu gründen?

DR. GERNOT ÖSTERREICHER: Nur eine private Ordination ermöglicht es, die eigenen Therapieformen und Materialien zu verwenden, um den individuellen Bedürfnissen jedes einzelnen Patienten gerecht zu werden.

GMEINER: Welche Vorteile können Sie Ihren Patienten bieten?

DR. GERNOT ÖSTERREICHER: Unser Ziel ist es, hochqualitative Zahnmedizin zu bieten. Sie als Patient stehen im absoluten Mittelpunkt. Weiters bemühen wir uns, Sie gar nicht oder so kurz wie möglich warten zu lassen. Für unsere Patienten, die tagsüber bei der Arbeit unabkömmlich sind, bieten wir Termine am Abend oder auch am Samstag an. Außerdem legen wir Wert darauf, dass unsere Praxis auf höchstem technischen Stand ist, damit wir unsere Patienten bestmöglich behandeln können.

GMEINER: Wo liegt die große Herausforderung bei der individuellen Patientenbehandlung?

DR. GERNOT ÖSTERREICHER: Es geht um das Eingehen auf die speziellen Wünsche und Möglichkeiten, die der Patient hat, und gemeinsam ein passendes Behandlungskonzept zu entwickeln.

GMEINER: In welchen Bereichen liegen die Schwerpunkte in Ihrer Praxis?

DR. GERNOT ÖSTERREICHER: Die Schwerpunkte in unserer Praxis sind unterschiedlich. Bei meiner Frau ist es die Kieferorthopädie, das heißt, in der Zeit, in der sie ordiniert, ist in erster Linie alles was Zahnregulierungen betrifft im Vordergrund. Bei ihr sind vor allem auch unsere kleinen Patienten gut aufgehoben, die oft das Mütterliche bevorzugen. Das ist für uns recht praktisch, denn wenn sich ein Kind von mir nicht behandeln lassen möchte haben wir die Möglichkeit, das bei meiner Frau ausprobieren zu lassen.
Mein Schwerpunkt ist alles, was Prothetik betrifft. Das heißt alles, was man sozusagen im Mund an Zahn sieht, und Zahnersatz. Das ist sehr vielseitig und vielfältig. Wichtig für mich ist hier auch das Zusammenspiel mit der Kieferorthopädie, also Zahnregulierung mit meiner Frau, aber vor allem auch mit der Implantologie, das heißt dort, wo wir wieder künstliche Zahnwurzeln in den Knochen bringen. In der Implantologie haben wir eine Zusammenarbeit mit meinem Kollegen Dr. Jahl aus Eggenburg, wo wir Konzepte für den Patienten individuell erstellen können.

GMEINER: Sie sagten, Sie legen Wert darauf, dass Ihre Praxis auf höchstem technischen Stand ist. Was heißt das?

DR. GERNOT ÖSTERREICHER: Wir setzen zum Beispiel auf computergestützte 3D Technologie. Die 3D Praxis hat zwei große Vorteile: zahnärztliches Arbeiten in höchster Präzision und Komfort für den Patienten.
Wir können schon im Vorfeld der Behandlung hochpräzise befunden, wenn wir die Diagnose stellen. Wir können uns die Zähne anschauen, die Wurzeln, das Gewebe rundherum, ob irgendwelche Be-

herdungen (Entzündungen) vorliegen. Bei der Planung können wir beispielsweise im Vorfeld feststellen, ob überhaupt genug Knochen da ist, um ein Implantat zu setzen. Man kann im Vorfeld vorausschauend planen und einschätzen, wie erfolgversprechend die Methode ist, die man einsetzen möchte, oder welche Alternativen man braucht, falls das nicht so ist.
Durch Einsatz von 3D Technologie steigt auch der Komfort für den Patienten. Es ist zum Beispiel viel angenehmer, wenn der Zahnarzt mit der 3D Kamera über die Zahnreihen fährt, also Bilder einscannt statt einen Zahnabdruck zu machen.

GMEINER: Was macht den zahnärztlichen Beruf für Sie so interessant?

DR. GERNOT ÖSTERREICHER: Einerseits ist es die Vielfältigkeit, auf der anderen Seite ständig mit den neuesten Entwicklungen mitzugehen. Ich finde es enorm spannend, am neuesten wissenschaftlichen bzw. technischen Stand zu bleiben und dieses Wissen täglich an den eigenen Patienten anwenden zu können.

2. Moderner Zahnersatz in Österreich – Vergangenheit und Zukunft

GMEINER: Herr Dr. Österreicher, was wurde früher in Bezug auf Zahnerhalt und Prothetik anders gemacht als heute?

DR. GERNOT ÖSTERREICHER: Wie in der Allgemeinmedizin ist es heute auch in der Zahnmedizin so, dass immer öfter in Schwerpunkte unterteilt wird. Was früher der Allgemeinmediziner gemacht hat, machen heute Fachboärzte. Das hat auch in der Zahnmedizin Einzug gehalten. Der Zahnarzt macht nicht mehr alles, sondern hat einen Schwerpunkt: Kieferorthopäde, Implantologe, Oralchirurg, Kinderzahnheilkunde usw. Das sind eigene Fachgebiete in der Zahnmedizin. Da sehe ich den großen Unterschied von früher zu jetzt.
Früher hat der Kassenzahnarzt alles gemacht. Heute gibt es viele Schwerpunkte und Möglichkeiten. Wir praktizieren das in unserer Ordination, wir sind zum Beispiel eine amalgamfreie Ordination.

Das wäre in einer Kassenordination vom Vertrag her gar nicht möglich, Amalgam müsste man als Kassenzahnarzt anbieten.

GMEINER: Ein Zahnarzt mit Kassenvertrag kann nicht sagen, dass er bestimmte Materialien nicht verwenden möchte?

DR. GERNOT ÖSTERREICHER: Nein, das darf er nicht. Er muss im Prinzip die Füllung legen können, die sich die Krankenkasse leisten kann, damit sie diesen Leistungsposten bezahlt.
In meiner Ordination geht das anders. Ich kann mir das aussuchen, ich kann die Alternativmaterialien wählen, die ich für richtig halte, die hochwertiger sind, die ästhetisch weit anspruchsvoller sind. Von da ab geht es dann weiter in die noch höherwertige Zahnmedizin, wenn Zähne überkront werden oder aus Keramikblocks direkt Zähne restauriert werden. Das sind Punkte, die hat es früher nicht als Schwerpunkte gegeben. Damals hat jeder Zahnarzt alles gemacht.

> **GUT ZU WISSEN**: *Früher hat der Kassenzahnarzt alles gemacht. Heute gibt es viele Schwerpunkte und Möglichkeiten.*

GMEINER: Kieferchirurgie, Implantologie ... das sind schon hochgradige Schwerpunkte. Gibt es noch hochgradigere Schwerpunkte? In Amerika vielleicht?

DDR. GERALD JAHL: In Amerika gibt es durchaus noch feinere Schwerpunkte, zum Beispiel Zahnärzte, die ausschließlich rein ästhetische Zahnheilkunde betreiben. Es gibt Zahnärzte, die nur Brücken und Kronen etc. anbieten und keine andere Zahnmedizin betreiben. Diese extremen Schwerpunkte werden sich in Österreich nicht durchsetzen. Hier gibt es sehr wohl Schwerpunkte, aber die Nischen haben auch irgendwo mal ein Ende.

DR. GERNOT ÖSTERREICHER: Wir haben in Österreich aber schon Leute, die als Schwerpunkt den ganzen Tag unter dem Mikroskop nichts anderes machen als Wurzelbehandlungen. Sogar in der Zahnerhaltung – der Fachausdruck heißt: konservierende Zahnheilkunde – gibt es Zahnärzte mit Schwerpunkten, die nur das eine machen.

DDR. GERALD JAHL: Das muss man aber auch demografisch sehen. Eine so hochgradige Differenzierung von Schwerpunkten ist nur in einer Millionenstadt möglich und nicht in einer kleinen Gemeinde wie Hollabrunn.

GMEINER: Werfen wir einen Blick in die Vergangenheit. Thema Zahnbefund nach dem Krieg: Haben sich die Leute nach dem Krieg weniger um die Zähne gekümmert als sie es heute tun?

DR. GERNOT ÖSTERREICHER: Ich denke, die Nachkriegsgeneration hatte ganz andere Prioritäten und ganz andere Sorgen, als sich um die tägliche Mundhygiene zu kümmern. Man sieht einen starken Unterschied zur nächsten Generation, zu unserer Generation, wie da dieses Umdenken stattgefunden hat und wiederum bei den eigenen Kindern darauf geachtet wird, dass da alles passt und die eigenen Kinder nicht die eigenen Fehler wiederholen. Das ist ein großer Unterschied. Die Generation davor, also unsere Elterngeneration, hat dem Thema Zahngesundheit bei weitem nicht so viel Aufmerksamkeit gegeben.

DR. VIVIANE ÖSTERREICHER: Ich glaube, da wurden Zähne eher als Problemfaktoren gesehen. Je früher sie draußen waren und je früher man die Totalprothese hatte, desto angenehmer. Es war ganz normal, auch schon vor dem 30. Lebensjahr eine Totalprothese zu bekommen. Davon sind wir heute meilenweit entfernt.

DR. GERNOT ÖSTERREICHER: Schauen wir uns die Zahlen von Menschen über 50 an. Da gibt es viele, denen mehr als 22 Zähne fehlen oder die Prothesen tragen.

DDR. GERALD JAHL: Die Statistik hat sich Gott sei Dank schon etwas verbessert, aber prozentuell war die Verbesserung nicht so gewaltig. Europaweit werden immer wieder Statistiken über die Anzahl der fehlenden Zähne erstellt, das kann man ja ganz einfach feststellen. Da werden alle europäischen Daten gesammelt: Wie viele Zähne fehlen? Wie viele Zähne sind saniert? Wie viele Zähne sind versorgt oder unversorgt? Und so weiter. Diese Zahlen kann man auch bekommen.

Natürlich bessert sich das langsam, aber diese Generation und auch wir sind noch nicht die gesunde Generation. Das kommt erst allmählich, unsere Jugend kommt jetzt erst nach. Unsere Elterngeneration – das waren einfach ganz andere Zeiten.

GMEINER: Was ist eigentlich Zahnerhaltung? Was macht ein Zahnarzt, wenn er zahnerhaltend arbeitet?

DR. GERNOT ÖSTERREICHER: Zahnerhaltung bedeutet, wie der Name schon sagt, dass man Methoden verwendet, um den Zahn in seiner bestehenden Form im Mund erhalten zu können.
Das heißt im leichtesten Fall, wenn der Zahn Kariesbefall hatte, wird der Zahnarzt diesen Zahn sanieren und durch Füllungsmaterial wieder auffüllen. Das bedeutet, der Zahn ist wieder vollwertig. Wenn die Schädigung größer ist, weil der Nerv betroffen ist, muss man eine Wurzelbehandlung machen und danach diesen Wurzelkanal möglichst bakterienfrei dicht abfüllen. Danach kann man darauf wieder eine Füllung geben, um den Zahn vollständig zu machen. Das sind die Methoden, wo man von Zahnerhalt spricht.

> **_GUT ZU WISSEN_**: *Zahnerhaltung bedeutet Methoden zu verwenden, um den Zahn in seiner bestehenden Form im Mund erhalten zu können, das sind z.B. Füllungen, Wurzelbehandlung ...*

GMEINER: Was ist der Unterschied zwischen einem Kassenarzt und einem Privat- oder Wahlarzt? Unterscheiden sich die Behandlungsmethoden beim Zahnerhalt?

DR. GERNOT ÖSTERREICHER: Dem Kassenarzt ist der Tarif für seine Leistung durch den Leistungskatalog von den Sozialversicherungen vorgegeben. Das heißt, der Kassenarzt muss aufgrund des niedrigen Tarifs, den er bekommt, unglaublich schnell arbeiten. Außerdem kann er sich von den Materialien nicht an den höchsten Standard halten, denn in dem Augenblick, wo er diese teuren Materialien verwendet, hat er bereits ein Minus, denn wirtschaftlich gesehen ist dieses Material teurer als das, was er von der Krankenkasse für seine Leistung bekommt. Das heißt, unterm Strich kann er dem Patienten gar keine hochwertige Wurzelbehandlung anbieten.

> **WICHTIG ZU WISSEN**: *Ein Kassenzahnarzt muss all das anbieten, was die Krankenkasse nach ihrem Leistungskatalog bezahlt. Daher kann er sich nicht aussuchen, welche Materialien er einsetzt, und er muss schnell arbeiten. Ein Privat- oder Wahlarzt kann hochwertigste Materialien wählen, weil der Patient diese Qualität auch honoriert. Und er kann sich für den Patienten Zeit nehmen.*

GMEINER: Was machen Sie als Privatzahnarzt anders? Warum sollte ich zu Ihnen gehen und nicht zum Kassenarzt?

DR. GERNOT ÖSTERREICHER: Ich lege Wert auf Qualität. So muss zum Beispiel eine Wurzelbehandlung ausschauen: Punkt eins, der Zahn oder die Zähne, die betroffen sind, werden so anästesiert, dass der Patient nachher absolut schmerzfrei behandelt wird, damit auch dieses Damoklesschwert „Wurzelbehandlung" verschwindet.

GMEINER: Heißt das, der Kassenarzt macht das nicht?

DR. GERNOT ÖSTERREICHER: Das möchte ich den Kassenärzten nicht unterstellen. Es kommt aber vor, dass das Anästhetikum aus Zeitgründen – wie schon gesagt, der Kassenarzt muss schnell arbeiten – nicht lange genug einwirken kann, dann habe ich auch nicht die Schmerzfreiheit, die ich erwarte.
Jeder weiß, wo er seine Nervenbahnen hat, wenn er sich in die Haut zwickt. Der Zahnarzt arbeitet an einem lebenden Nerv. Das muss man sich vorstellen: Wenn man sich nicht ausreichend Zeit lässt und der Nerv nicht einschläft, dann wird das natürlich wirklich schmerzhaft, wenn man dann in einen noch nicht wirklich tief schlafenden Nerv hineinbohrt.

GMEINER: Okay, und nach der Anästhesierung? Was machen Sie bei der Wurzelbehandlung anders?

DR. GERNOT ÖSTERREICHER: Der sorgfältige Umgang mit der Anästhesierung ist das allerwichtigste. Den Rest spürt der Patient nicht, wenn die Anästhesierung gut wirkt.
Der erste Schritt bei der Wurzelbehandlung ist, den Zahnnerv zu entfernen. Dann versucht man die Kanäle, die im Wurzelkanal drinnen sind, so gut wie möglich zu säubern. Der Wurzelkanal muss gut gesäubert und desinfiziert werden. Für mich ist wichtig, mit Sorgfalt zu arbeiten, nach dem Entfernen des Zahnnervs die Wurzelkanäle exakt aufzubereiten, das heißt, säubern, in ihrem Durchmesser erweitern ... und dafür brauche ich Zeit, die ich mir als Privatzahnarzt nehmen kann.

GMEINER: Gibt es weitere Unterschiede bei der Versorgung des Zahnes?

DR. GERNOT ÖSTERREICHER: Es gibt auch Unterschiede bei den Materialien, die verwendet werden, welche Feilensysteme man in der Aufbereitung verwendet. Unter Aufbereitung versteht man die Säuberung der Wurzelkanäle, dafür brauche ich Feilen. Diese Feilen sind unglaublich unterschiedlich in der Qualität.

> **GUT ZU WISSEN**: *Wurzelbehandlung ist nicht gleich Wurzelbehandlung. Wenn die Qualität stimmt, dann wählt der Zahnarzt eine optimale Anästhesierung, lässt diese optimal einwirken, er verwendet hochwertige Materialien und arbeitet mit großer Sorgfalt. Dann ist die Wurzelbehandlung weitgehend schmerzfrei!*

GMEINER: Ich habe gehört, bei einer Füllung müsste rund um den Zahn eine Schutzschicht gemacht werden, damit kein Speichel hinein kommt. Das wird aber nie gemacht, weil es zu aufwändig ist.

DR. GERNOT ÖSTERREICHER: Der Fachbegriff heißt Kofferdam. Das ist in Deutschland schon Standard. Das ist es ja: Wenn ich die Leistung und das, was ich dafür biete, auch abrechnen kann, dann wird das auch bei uns in Österreich jemand machen. Hier ist es leider so, dass alles auf Masse ausgerichtet ist, alles muss schnell gehen, daher kann die Qualität nicht dieselbe sein. Das kann einfach nicht funktionieren.

DDR. GERALD JAHL: In Bezug auf Wurzelbehandlungen habe ich etwas sehr Interessantes gefunden. In Österreich haben wir die alten Tarife und können für dieses Geld, das von der Krankenkasse dafür berechnet wird, die Arbeit nicht in bester Qualität machen.

In Deutschland weiß man darüber offensichtlich Bescheid, denn dort bekommt der Kassenzahnarzt € 500 bis € 600 für einen dreikanaligen Zahn. In der Schweiz bekommt der Kassenzahnarzt 630 bis 760 Franken. In Österreich ist es so, wenn man alle Röntgenaufnahmen dazu rechnet, Anästhesie, Wurzelfüllung, dann bekommt der Kassenzahnarzt insgesamt € 145,90. Das ist wohlgemerkt der Tarif für die Behandlung eines dreikanaligen Zahns. Wenn es nur um einen einkanaligen Zahn geht, sind das € 145,90 dividiert durch drei. Dafür muss man kalkulieren: die Arbeitszeit des Zahnarztes, das Material, die Angestellten, genau genommen auch Miete und Strom. Das kann nicht funktionieren.

Da hat sich die Kassenmedizin selbst ein Ei gelegt. Denn das bedeutet, dass es trotz aller Ethik und trotz aller vorhandenen Liebe zum Patienten natürlich zu nichts anderem führen kann, als dass der Zahnarzt seine Zeit besser einteilen muss und dass er seine Arbeit zu diesem Tarif einfach nicht besser machen kann. Der niedergelassene Arzt ist schließlich ja vor allem Unternehmer, er muss wirtschaftlich denken und das kostbarste ist seine Arbeitszeit.

Die Langzeitprognose eines solchen Zahnes wird dementsprechend schlecht sein. In der Regel wird es so sein, dass ein Zahn, der mit einer schlechten Wurzelbehandlung versorgt wurde, innerhalb von drei Jahren höchstwahrscheinlich zu entfernen sein wird. Damit haben wir das Problem: Prothese, etc. Das ist Kassenmedizin in Österreich.

Wir müssen weg davon Symptome zu behandeln, also fehlende oder kariöse Zähne, sondern wir müssen prophylaktisch arbeiten, dass solche Befunde gar nicht erst entstehen können. Einfach Vorbeugung, was ja auch volkswirtschaftlich wesentlich besser und billiger wäre.

DR. GERNOT ÖSTERREICHER: Da fängt das ganze Problem an. Bei den kleinsten Dingen fängt es an, dass es dann ganz groß wird. Das ist das, was ich so kritisiere, nämlich wirklich das österreichische System: Tun wir mal ein bissl was, dann tun wir wieder mal ein bissl was, dann tun wir nochmal ein bissl was – und dann haben wir das ganze Kostenspektrum schon wieder verbraucht. Wer hat es bezahlt? Die Krankenkasse. Und wer zahlt die Krankenkasse? Der Steuerzahler. So geht es die ganze Zeit.

Wenn im Gegensatz dazu die Qualität meiner Leistung stimmt und ich sie auch honoriert bekomme, dann macht der Job richtig Spaß. Wenn ich mit super Materialien arbeiten kann, wenn ich Erfolge habe und die Patienten das langfristig auch schätzen, das macht Freude.

Als Privatzahnarzt ist das Schöne, dass man sich Zeit nehmen kann. Man hat Zeit und Muße, sich mit den fachlichen Aspekten auseinanderzusetzen. Man kann in qualitativ hochwertige Systeme zu investieren und sich trauen, den Patienten diese hochwertige Leistung auch zu verrechnen, weil es das auch wert ist.

DDR. GERALD JAHL: Das Geld ist natürlich sinnvoll investiert, weil ja jede Form des später notwendigen Zahnersatzes ein Vielfaches kostet.

DR. GERNOT ÖSTERREICHER: Das muss man so sehen, wie überall anders auch: Gute Qualität hat seinen Preis. Wenn sich der Patient beim Fleischhauer die ganz exklusive Salami kauft, die doppelt so viel kostet wie die Haussalami, dann weiß er was er bekommt, und er wünscht es sich.

Bei Zahnbehandlungen ist es außerdem so, dass man ja nicht jeden Tag eine Wurzelbehandlung, ein Implantat, eine Operation am Weisheitszahn oder Ähnliches braucht. So etwas ist selten, es kostet einmal Geld und hält sehr lange Zeit, wenn es gut gemacht ist. Das sind Dinge, da geht es um den eigenen Körper, und da möchte man, dass nur das Beste rankommt.

GMEINER: Was macht der Kassenzahnarzt technisch schneller als ein Privatzahnarzt?

DR. VIVIANE ÖSTERREICHER: Die Kasse verlangt bei einer Wurzelbehandlung, dass zwei Drittel des Wurzelkanals abgefüllt sind. Abgefüllt heißt, der Wurzelkanal wird mit Gummiharz, mit Gummiharzstiften gefüllt. Als gewissenhafter Zahnarzt schaue ich mir genau an, wie lange der Wurzelkanal ist, ich messe das elektronisch oder anhand eines Röntgens, und werde versuchen auf Millimeter genau bis zur Wurzelspitze zu kommen. Das wird jeder Zahnarzt, auch jeder Kassenzahnarzt versuchen, aber der Privatzahnarzt wird sich da besonders viel Mühe geben, genau diese Länge abzufüllen.

GMEINER: Was passiert, wenn er das nicht erreicht?

DR. GERNOT ÖSTERREICHER: Dann ist die Wahrscheinlichkeit, dass der Zahn einen Herd, also eine chronische Entzündung entwickelt, enorm hoch, das geht gegen 100 %. Die Entzündung kann sich natürlich auch wieder zurückentwickeln. Wenn sie sich nicht zurückbildet, bekommt dieser Patient irgendwann an der Zahnwurzel einen Eiterherd, das muss früher oder später aufgeschnitten werden, er muss antibiotisch behandelt werden, er muss erst recht wieder eine gute Wurzelbehandlung bekommen oder der Zahn muss extrahiert werden. Das zieht also enorme Folgen nach sich.

GMEINER: Welche Unterschiede gibt es bei der Prothetik? Was wurde früher anders gemacht als heute?

DR. GERNOT ÖSTERREICHER: Man kann nicht sagen, dass es früher anders gemacht wurde, denn es gab auch früher schon hochwertigen Zahnersatz. Wenn wir von Kronen und Brücken sprechen, dann sprechen wir von einem festsitzenden Zahnersatz, das muss der Patient nicht hinein geben und wieder heraus nehmen, sondern das wird fix im Mund zementiert oder geklebt. Das gab es bereits vor Jahrzehnten, das heißt, diesen Goldstandard in der Zahnmedizin gibt es schon lange.
Was zum Thema Prothetik neu ist und über die letzten etwa 40 Jahre unglaubliche Vorteile bringt, ist das Thema Implantate. Darüber später mehr.
Was sich beim hochwertigen Zahnersatz verbessert hat, sind die Materialien und die Entwicklungen auf dem Reinkeramiksektor. Es wird nicht mehr mit Metall oder Gold gearbeitet, sondern mit Keramik. Der Trend geht auch aus ästhetischen Gründen weg von metallischen Verbundmaterialien, sondern man nimmt reinkeramische Materialien. Da wird in der Wissenschaft enorm viel daran gearbei-

tet und permanent verbessert. Damit bekommt man heute ästhetische Ergebnisse, die man früher gar nicht erzielen konnte. Es ist heute kein Unterschied zu erkennen zwischen Zahn und Zahnersatz, von außen sehen alle wie eigene Zähne aus. Außerdem hat der Zahnersatz dieselbe Haltbarkeit wie die eigenen Zähne. Das ist die Entwicklung der letzten Jahre im Bereich der Materialien.

Neu ist die Art und Weise, wie man den Patienten behandeln kann, nämlich mit digitalisierten Arbeitsschritten.

GMEINER: Heißt das, die Genauigkeit ist durch digitalisierte Arbeitschritte gestiegen?

DR. GERNOT ÖSTERREICHER: Ja, auch die Genauigkeit, vor allem aber hat sich der Patientenkomfort verbessert.

Man arbeitet nicht mehr mit einem sogenannten Abformlöffel den ganzen Gaumen und die Zahnreihe mit Abdruckmaterial füllt und die Zunge mehr oder weniger einschränkt. Dabei hat der Patient eine große Belastung, er hat eventuell Würgereiz, er hat Beklemmungsgefühle, er muss aber 4 bis 5 Minuten durchhalten, bis dieser Abdruck ausgehärtet ist. Denn von diesem Abdruck wiederum macht der Zahntechniker das Modell, um eine Brücke oder eine Krone herzustellen. Dann kann es passieren, dass der Abdruck verzogen ist, sei es, weil der Behandler eine Bewegung gemacht hat oder der Patient. In dem Fall muss man den Abdruck wiederholen und das ganze Prozedere geht von vorne los.

Mit der Digitalisierung erspart man sich den manuellen Abdruck. Eine digitale Abformung funktioniert so, dass eine High-End-Kamera – eine extrem hochauflösende, schnelle Kamera – digitale Bilder herstellt, indem sie die Zähne dreidimensional einscannt. Die Fotos bzw. Videos werden direkt im Mund gemacht. Aus diesen Bildern kann ein zahntechnisches Labor die Arbeit fertigen.

WICHTIG ZU WISSEN: *Durch 3D Technologie kann heute viel genauer und patientenfreundlicher gearbeitet werden. Das 3D Röntgen ermöglicht genaue Diagnostik. 3D Scans ersetzen den manuellen Abdruck. Mit 3D wird der Zahnersatz geplant. Aus den 3D Bildern fertigt das zahntechnische Labor den Zahnersatz.*

GMEINER: Wie sieht es beim Zahnersatz und Digitalisierung mit den Leistungen von Kassen in Österreich aus?

DR. GERNOT ÖSTERREICHER: Wir sprechen hier von hochwertigem Zahnersatz. Da ist die Leistung der Krankenkasse verschwindend gering. Erwähnenswert ist derzeit nur die BVA, die pro Krone knapp € 200,- dazu schießt. Das ist für die Patienten wirklich eine enorme Erleichterung. Bei anderen Krankenkassen gibt es keinen Zuschuss.

GMEINER: Welche Art von Zahnersatz wird in Österreich von der Krankenkasse voll bezahlt?

DR. GERNOT ÖSTERREICHER: Die österreichische Krankenkasse ist so aufgebaut, dass der Patient immer die Möglichkeit hat, einen Zahnersatz zu bekommen. Eine Prothese – also ein herausnehmbarer Zahnersatz – wird von der Krankenkasse bezahlt. Allerdings gibt es sogar da einen Eigenanteil, den man beisteuern muss. Wie hoch dieser Eigenanteil ist, hängt von der jeweiligen Krankenkasse ab. Es gibt also keinen Zahnersatz, der zur Gänze von der Krankenkasse finanziert wird.

> **GUT ZU WISSEN**: *Die österreichische Krankenkasse bezahlt nur einen herausnehmbaren Zahnersatz. Sogar dafür muss der Patient einen Eigenanteil beisteuern. Es gibt also keinen Zahnersatz, der zur Gänze von der Krankenkasse finanziert wird.*

DDR. GERALD JAHL: Im Grunde braucht ein Patient mindestens € 450,- für eine Prothese, sonst bekommt er keinen Zahnersatz. Wenn ich das sozial betrachte, empfinde ich das eigentlich als Skandal. Ich finde, dass es eine andere Lösung geben sollte und auch geben müsste. 450 Euro als billigste Lösung in einem Sozialstaat ist sicher nicht sozial!

GMEINER: Vor allem, wenn man das im Vergleich zu anderen medizinischen Leistungen und OPs sieht. Man bekommt Herzklappenoperationen, Krebsmedikamente und vieles andere mehr. Zahnärztliche

Leistungen hingegen werden kaum finanziert. Wo hat da die Standesvertretung der Zahnärzte versagt? Warum hat sich das aus der historischen Entwicklung so ergeben?

DR. GERNOT ÖSTERREICHER: Diese Frage kann man sich seit den 50er Jahren stellen, welche Menschen sich in den Standesvertretungen mit diesem Thema auseinandergesetzt haben.
Die Wissenschaft weiß längst, dass die Verdauung schon im Mund beginnt. Jeder weiß, dass Krankheiten schon im Mund anfangen, was wiederum den gesamten Körper in verschiedenster Weise beeinflusst.
Jeder glaubt leider, es geht bei der Zahnmedizin um schöne Zähne und das kostet viel Geld. Zahngesundheit geht aber weit über Ästhetik hinaus. Schöne Zähne sind nur ein kleiner Bereich.

WICHTIG ZU WISSEN: *Die Wissenschaft weiß längst, dass die Verdauung schon im Mund beginnt. Jeder weiß, dass Krankheiten schon im Mund anfangen, was wiederum den gesamten Körper in verschiedenster Weise beeinflusst. Zahngesundheit geht weit über Ästhetik hinaus. Schöne Zähne sind nur ein kleiner Bereich.*

DR. GERNOT ÖSTERREICHER: Wenn wir darüber nachdenken, welche Probleme entstehen, wenn der Patient nicht mehr ordentlich beißen kann, welche Probleme er hat, wenn ihm alle Backenzähne fehlen, wie seine Kiefergelenke falsch belastet werden, wie seine Muskulatur völlig falsch arbeitet und völlig verspannt ist, wodurch wiederum Folgen in der gesamten Skelettmuskulatur entstehen, was die Wirbelsäule mitmachen muss, was eigentlich von den Kiefergelenken ausgeht – all das sind Dinge, über die sich die Krankenkasse offensichtlich überhaupt keine Gedanken gemacht hat. Menschen mit den eben genannten Problemen laufen dann Jahrzehnte von einem Osteopathen zum anderen, zum Orthopäden, zum Chiropraktiker, es wird aber nicht erkannt, dass das Problem bei den Kiefergelenken und bei den Zähnen begonnen hat. Man muss sich überlegen, wie viel Geld da draufgeht, das man besser am richtigen Fleck bei den Zähnen investiert hätte.

Wir sehen, dass unser ganzes System nur auf Reagieren aufgebaut ist und nicht auf Agieren. Wir sehen Gesundheit nicht mit Weitblick, wir denken nicht nachhaltig.

Man sieht nicht, was sich das Sozialsystem nachher ersparen könnte, wenn man am Anfang etwas investiert – diese Rechnung wird einfach nicht gemacht. Das ist der rote Faden, der sich durch alle Themen zieht, die wir in diesem Buch ansprechen.

DDR. GERALD JAHL: Wir haben in Österreich einfach eingefahrene veraltete Strukturen, die es zu ändern gilt. Das ist eine wichtige Aufgabe der Politik, oder es wäre die Aufgabe der Politik. Es gäbe genug Fachleute aller medizinischen Richtungen, die aus der Praxis kommen, und sicher helfend zur Seite stehen würden. Nur leider wird niemand gefragt. Würden wir wirklich zu Ende denken, was wir alles in der Zahnmedizin machen könnten, dann könnten wir dafür sorgen, dass es diesen Berufstand in 40 Jahren bis auf wenige gar nicht mehr geben muss. Zahnregulierungen und Zahnspangen wird es sicher immer geben, aber die klassische Zahnmedizin könnte man durch gute Prophylaxe auf ein Minimum reduzieren.

DR. VIVIANE ÖSTERREICHER: Dann müsste man aber Kariesbakterien komplett ausrotten.

GMEINER: Gibt es nicht schon Forschungen dazu? Eigentlich geht es in der Zahngesundheit doch um die Bakterien, die Karies auslösen.

DR. VIVIANE ÖSTERREICHER: Karies wird durch verschiedene Bakterien ausgelöst. Ich glaube nicht, dass bisher eine Impfung gegen alle diese Bakterienstämme erfunden worden ist. Gegen einige dieser kariesauslösenden Bakterien gibt es bereits Mittel, die in der Forschung sind.

__GUT ZU WISSEN__: Karies wird durch verschiedene Bakterien ausgelöst. Die Forschung versucht Mittel gegen die verschiedenen kariesauslösenden Bakterien zu finden.

GMEINER: In Österreich haben wir Reparaturmedizin und leider kaum Prophylaxe. Gibt es ein Land, wo massiv in Prophylaxe bei Zähnen investiert wird?

DR. GERNOT ÖSTERREICHER: Ja, in den skandinavischen Ländern. Da gibt es auch Langzeitstudien dazu.

DDR. GERALD JAHL: Dort ist alles deutlich besser als bei uns.

GMEINER: Sie meinten, bei guter Prophylaxe gäbe es deutlich weniger Zahnärzte. Wie ist es in Skandinavien? Gibt es laut Studien jetzt weniger Zahnärzte?

DR. GERNOT ÖSTERREICHER: Einer meiner Studienkollegen ging gleich nach Studienabschluss als Zahnarzt nach Norwegen. Er bekam dort sofort eine komplette Ordination gestellt, staatlich finanziert, er musste nichts selbst investieren. Man muss dazu sagen, dass es in Norwegen einen Ärztemangel gibt.
Der Kollege macht in Norwegen eine ganz andere Zahnmedizin. Das ist eine Prophylaxeordination. Er kann gut davon leben. Er hat Angestellte, aber er muss sie nicht selbst bezahlen. Für einen Zahnarzt ist das wie Schlaraffenland.

GMEINER: Die Zahnmedizin funktioniert in Norwegen also definitiv anders als bei uns, weil sie auf Prophylaxe ausgerichtet ist.

DR. GERNOT ÖSTERREICHER: Zähne sind nicht nur Ästhetik, sondern sie sind extrem wichtig für den Körper, für die Entwicklung des Menschen. Zähne haben viele verschiedene wichtige Funktionen für den Körper.
Niemand macht sich darüber Gedanken, was für arme Kerle diese Menschen sind, die eine Vollprothese tragen. So jemand kann nicht kauen.

DR. VIVIANE ÖSTERREICHER: Der hat etwa 20 % Kaukraft von einem normalen Gebiss.

DR. GERNOT ÖSTERREICHER: Das heißt, diese Patienten machen Folgendes. Abgesehen davon, dass sie schon Abstriche beim Essen ma-

chen, denn die Frage ist, was sie überhaupt essen können. Beim Essen selbst können sie den Bissen nur einspeicheln, sobald es eine halbwegs annehmbare Konsistenz hat, schlucken sie das. Überlegen Sie mal, was das für die Verdauung bedeutet. Wir haben unsere Zähne ja nicht bloß zum Spaß. Unsere Zähne haben eine wichtige Funktion für Ästhetik, Sprachbildung und auch die Verdauung.
Die Verdauung beginnt damit, dass die Nahrung im Mund kreisen kann. Wir haben Mahlzähne, damit wir die Nahrung zermahlen und zerkleinern können, bevor sie dann weiter in den Verdauungstrakt geht.

> **WICHTIG ZU WISSEN**: *Unsere Zähne haben eine wichtige Funktion für Ästhetik, Sprachbildung und auch die Verdauung. Eine Vollprothese bedeutet massive Einschränkung der Kaukraft: Das Essen wird schlechter verdaut, was die Gesundheit beeinträchtigt.*

DR. GERNOT ÖSTERREICHER: In meinen Vorträgen weise ich oft darauf hin, dass die Mangelernährung bei Senioren bei 30 % liegt, bei Bewohnern von Altenheimen beträgt sie 80 %.

GMEINER: Worin liegt das begründet? Hat das mit dem Heimbetrieb zu tun?

DDR. GERALD JAHL: Ja. Es hat zu tun mit der Zeit und der Zuwendung, die knapp bemessen sind. Es geht in der heutigen Zeit immer und überall um den Faktor Zeit, Zeit ist teuer.

DR. VIVIANE ÖSTERREICHER: Das Personal hat keine Zeit, sich um den Zahnersatz zu kümmern.

DDR. GERALD JAHL: Man muss den alten Menschen den Zahnersatz hinein geben und wieder herausnehmen. Sie können nicht essen, wenn sie ihre Zähne nicht im Mund haben.
Es gibt noch ein weiteres Problem. Alte Leute mit beginnendem Alzheimer oder Demenz verlieren auch mal ihre Zähne. Ohne Zähne sind die funktionslos.

Ich kann hier aus eigener Erfahrung sprechen. Meine Großmutter hat ihre Zähne in mehr oder weniger zweiwöchigen Abständen verloren. Irgendwann haben wir es aufgegeben, ihr neue zu kaufen, weil wir die jedes Mal zahlen mussten und unzählige Male zum Zahnarzt fahren mussten. Es war eine fürchterliche Geschichte. Und solche Geschichten spielen sich auch in Heimen ab.

GMEINER: Warum kommt es zu Mangelernährung? Essen alte Leute dann weniger? Oder hat es mit dem Kauen zu tun?

DR. GERNOT ÖSTERREICHER: Es spielt alles zusammen. Alte Menschen, insbesondere in Pflegeheimen, haben oft keine Zähne mehr oder zumindest keine funktionstüchtigen Prothesen. Selbst wenn sie funktionstüchtige Prothesen haben, dann werden sie nicht angewandt oder nicht gewartet, damit man weiter damit beißen kann. Mangelernährung kommt nicht nur zustande, wenn man zu wenig isst. Es ist auch ein Problem, wenn man die Nahrung nicht gut zerkaut. Unzerkaute Nahrung kommt in viel zu großen Portionen im Magen an. Der Magen ist völlig überfordert mit diesen Bissengrößen. Das geht so weit, dass die Menschen aufgrund dessen im schlimmsten Fall ein Magenkarzinom entwickeln.

> **WICHTIG ZU WISSEN**: *Mangelernährung kommt nicht nur zustande, wenn man zu wenig isst. Es ist auch ein Problem, wenn man die Nahrung nicht gut zerkaut. Dann kommt es zu Mangelernährung, weil die Verdauung nicht richtig arbeiten kann.*

DR. GERNOT ÖSTERREICHER: Stellen Sie sich vor, Sie essen ein Stück Brot, jetzt, wo ihre Zähne festsitzend in Ihrem Mund sind. Sie kauen, es löst sich fast auf, Sie schlucken. Dann stellen Sie sich vor, Sie haben keine Zähne mehr, sondern stattdessen Plastikteile oben und unten. Sie können das Stück Brot nicht zerkauen, Sie haben keine Kraft, das funktioniert nicht. Das Brot wird im Mund durch den Speichel noch dazu klebrig, es klebt am Gaumen, irgendwann schaffen Sie es, das Zeug mit der Zunge vom Gaumen zu lösen und zu schlucken. Dieser Klumpen liegt dann im Magen. Dann kommt der nächste. Die Freude am Essen kann einem da schon vergehen, man isst gar nicht mehr ordentlich.

DR. VIVIANE ÖSTERREICHER: Man schmeckt auch deutlich weniger, weil der Gaumen mit dem Plastik verdeckt ist. Viele Geschmacksrezeptoren sitzen am Gaumen.

DR. GERNOT ÖSTERREICHER: Er hat auch kein Temperaturempfinden.

GMEINER: Ich kann mir das gar nicht vorstellen. Mit einer Vollprothese suche ich das Essen nicht mehr nach Genuss aus, sondern mit Frust. Ich weiß, oje, ich kann das nicht beißen, wie wird das schmecken ...

DDR. GERALD JAHL: Prothesenträger suchen jedes Essen auf der Speisekarte nicht danach aus, worauf sie gerade Appetit haben. Das Kriterium ist, was sie essen können. Wie ist meine Speichelqualität? Wie ist der Feuchtigkeitszustand meiner Prothese? Wie viel Kleber und welchen Kleber habe ich heute verwendet? Durch kleine Tests mit der Zunge stellen sie das fest und machen davon abhängig, ob sie in der Konsistenz eher beim Püree bleiben oder in Richtung Fleisch bestellen. Das ist wirklich schlimm. Diese Leute sind gezwungen zu essen, vor allem in Gesellschaft, was ein großer Schwierigkeitsfaktor ist. Sie können nie das essen, worauf sie Lust haben, sondern nur das, was an diesem Tag eben geht.

DDR. GERALD JAHL: Ich habe aufgrund eines Bandscheibenvorfalls Kontakt mit einer praktischen Ärztin aufgenommen, die auch Heimleiterin ist. Die hat mir erzählt, wie schlecht es um die Situation im Heim bestellt sei. Daraufhin bin ich als guter Mensch mit meinem Zahntechniker dorthin gegangen und habe mir die Gebisssituation der Heimbewohner angesehen, weil die Kollegin gemeint hatte, dass die Patienten kaum noch essen können.

GMEINER: Und daher auch weniger essen und daher mangelversorgt sind.

DDR. GERALD JAHL: Ja, ganz genau. Ich habe mir diese Prothesen angesehen und habe festgestellt, dass da wirklich einiges zu reparieren ist. Das österreichische Gesundheitssystem sieht allerdings vor, dass jeder Patient einen nicht unbeträchtlichen Selbstbehalt zu leisten hat, wenn er seine Prothese bei einem Kassenzahnarzt reparieren lässt. Das ist den Menschen dort aber unmöglich, weil sie über kein eigenes Einkommen mehr verfügen, weil die Pensionszahlung auf das Konto des Pflegeheims geht oder für andere Verpflichtungen aufgeht.

Das heißt, in Österreich haben wir keine Möglichkeit, Leuten, die in einem Heim wohnen, auf dem regulären Weg eine Reparatur ihrer Prothese zukommen zu lassen, da sie in der Regel über kein oder wenig Bargeld verfügen. Und die Abrechnung könnte ja in solchen Fällen über die Kassa direkt gehen, tut es aber nicht.

Des Weiteren hat sich die österreichische Regierung vor fünf Jahren einfallen lassen, sämtliche Prothesenreparaturen um exakt 100 % zu erhöhen. Das hat mittlerweile dazu geführt, dass es natürlich die ärmsten Bevölkerungsschichten getroffen hat. Die Prothesenträger sind in der Regel eher die sozial Schwachen und eher die Leute, die wenig Geld haben, wenn man das demografisch auflistet. Genau die hat man jetzt bestraft.

Auch der Erwerb einer Prothese ist teurer geworden. Früher hat das etwa € 200,- bis € 250,- gekostet, jetzt sind es zwischen € 400,- und € 500,-, die ein Patient bezahlen muss, damit er überhaupt in den Genuss einer Prothese kommt. Denn die Kasse halbiert den offiziellen Tarif – die Kasse zahlt die Hälfte, der Patient zahlt die andere Hälfte.

Ich finde, das ist ein Skandal. Doch darüber wird nirgends gesprochen. Niemand spricht darüber. Aber wir haben jetzt eine Gratiszahnspange, wobei wir meiner Meinung nach ganz andere Probleme gehabt hätten. Weil wir die sozial schwachen und armen Menschen und die hilflosen Leute wirklich im Stich lassen. Das ist traurig. Das ist mir wirklich ein Bedürfnis. Diesbezüglich sollten wir Österreich in Zukunft optimieren.

GMEINER: Die Zukunft der Zahnmedizin, die Zukunft der Prothetik: Was ist state of the art? Wo geht es hin, was können wir in den nächsten 5 oder 10 Jahren erwarten?

DR. GERNOT ÖSTERREICHER: Es hat sich über die letzten Jahrzehnte sehr viel in der digitalen Zahnmedizin getan. In der dreidimensionalen Zahnmedizin gibt es verschiedene Anbieter, die solche Instrumente zur Verfügung stellen, wo man eine dreidimensionale Abformung macht, eine digitalisierte Abformung über ein Kamerasystem. Da hat sich schon bewährt, es gibt auch einige Anwender. Jetzt allerdings ist der Zeitpunkt erreicht, wo klar ist, dass es so großartig funktioniert und schon so anwenderfreundlich geworden ist, dass das langfristig nicht mehr wegzudenken ist. Man wird mit diesen Methoden auch in allgemeinen Praxen arbeiten.

__GUT ZU WISSEN__: 3D Zahnmedizin setzt sich immer mehr durch. Die Technologie ist anwenderfreundlich und patientenfreundlich.

GMEINER: Sie führen Ihre Praxis ja bereits mit diesen Technologien. Würden Sie sich als digitalen Zahnarzt sehen?

DR. GERNOT ÖSTERREICHER: Man kann das als nicht enden wollende Herausforderung sehen. Es fängt damit an, dass du in deiner Ordination das Röntgen nur noch digital hast. Das ist der Beginn, du hast das Röntgen digital. Dann beginnst du, Patientenfälle dreidimensional zu planen, also nicht nur digital, sondern über 3D Technik.
Das geht weiter über eine computergeplante Zahnspange, wie das meine Frau macht. Ein anderes Einsatzgebiet ist die Prothetik. Nachdem du einen Zahnstumpf so präpariert hast, um nachher eine Krone herzustellen, nimmst du einen dreidimensionalen Abdruck direkt aus dem Mund. Über eine Spezialkamera nimmt man diesen Abdruck direkt aus dem Mund, das wird in die Computersoftware übermittelt. In dieser Software planst du entweder selbst oder lässt die Krone von einem Techniker oder einer Firma lässt planen und von einer Fräsmaschine präparieren. Diese Krone setzt du mehr oder weniger sofort dem Patienten ein.
Das heißt, vom Workflow, vom Ablauf her ist das unglaublich patientenfreundlich. Wenn man das dementsprechend professionell macht, erspart das dem Patienten ein zweites Kommen. Der Patient wartet eine halbe Stunde oder eine Stunde, in der er es sich im Wartezimmer gemütlich macht, dann kannst du ihm die fertige Arbeit einsetzen. Wenn er kein zweites Mal kommen muss bedeutet das, er muss keine zweite Spritze bekommen. Es ist eine unglaubliche Zeitersparnis für den Patienten. Er erspart sich den Leidensdruck, den den ein herkömmlicher Abdruck und ein langes Prozedere mit

den ein herkömmlicher Abdruck und ein langes Prozedere mit sich bringen.

Wie gesagt, diese Methoden werden bereits eingesetzt, aber jetzt wird es salonfähig und verbreitet sich immer mehr. Die Anschaffung der Geräte sind wirklich hohe Investitionen, das muss man wissen. Wir reden über Größenordnungen, die bei den Kosten einer Eigentumswohnung bewegen. Es ist verständlich, dass nicht jeder Kollege bereit ist, so hohe Summen zu investieren.

DDR. GERALD JAHL: Das ist auch ein Grund, warum die digitale Volumentomografie nur vereinzelt vorhanden ist. Weil dieses Gerät einfach 90.000 Euro kostet. Für eine kleine Zahnarztpraxis oder eine Kassenordination am Land wird sich das wirtschaftlich relativ wenig rechnen, weil die Patienten das gar nicht wollen und er das Spektrum gar nicht hat, um das anzubieten. Umgekehrt ist der Vorteil für den Patienten in punkto Diagnostik sehr groß.

Die Zahnmedizin war historisch betrachtet generell immer schon ein Hochpreissegment, das muss man dazu sagen. Das war immer schon so. Man muss auch heute verstehen, dass jede einzelne Behandlung einfach Geld kostet. Das lassen sich die Agenturen, wo wir unsere Verbrauchsmaterialien kaufen, wirklich teuer bezahlen. Die verdienen sich dumm und blöd. Trotzdem führen wir einen wirtschaftlichen Betrieb mit Basiskosten und müssen kalkulieren. Das erklärt auch klarerweise die Preissituation.

GMEINER: Die Digitalisierung wird also weiter voranschreiten. Gibt es noch weitere Entwicklungen, die Sie für die Zukunft der Zahnmedizin sehen?

DR. GERNOT ÖSTERREICHER: Der Zugang zu hochwertiger Zahnmedizin wird salonfähig in dem Sinne, dass immer mehr Menschen ihre Zähne so hochwertig sanieren lassen können.

DDR. GERALD JAHL: Vernünftig und zeitgemäß. Ich würde gar nicht sagen hochwertig, sondern dass sich die Menschen vernünftig und zeitgemäß behandeln lassen können. Der Zuspruch wird immer größer. Die Zahl der Wahlärzte in der Zahnmedizin ist mittlerweile wesentlich größer als die der Kassenärzte, weil die Bevölkerung allmählich sieht und versteht, dass es sich lohnt, etwas in Vorbeugung zu investieren, als nachher viel Geld zu investieren, um einen Zahn zu ersetzen.

> **GUT ZU WISSEN**: *Die Zahl der Wahlärzte in der Zahnmedizin ist mittlerweile wesentlich größer als die der Kassenärzte. Die Bevölkerung versteht allmählich, dass es sich lohnt, etwas in Vorbeugung zu investieren, anstatt nachher viel Geld zu investieren, um einen Zahn zu ersetzen.*

GMEINER: Diese Information muss sich noch durchsetzen. Derzeit ist es doch so, dass man dann zum Zahnarzt geht, wenn man Schmerzen hat. Wenn man keine Schmerzen hat, geht man nicht zum Zahnarzt. Das skandinavische Modell muss sich in Österreich erst festsetzen, dass man bereits zum Zahnarzt geht, bevor man Schmerzen hat.

DR. GERNOT ÖSTERREICHER: Dieses andere System kann man nicht mehr festsetzen bei denen, die drin stecken. Das fängt bei einer Generation an und erst dann wird es funktionieren. Erst dann wird es funktionieren, prophylaktisch zum Zahnarzt zu gehen.

DDR. GERALD JAHL: Es hat sich ja schon in anderen Bereichen etabliert. Denken Sie beispielsweise an die Gynäkologie. Frauen gehen prophylaktisch zum Frauenarzt, auch wenn sie keine Beschwerden haben.

GMEINER: Aber gehen Männer prophylaktisch zum Urologen?

DDR. JAHL: Wir Männer bemühen uns. Ich habe das vor einiger Zeit gemacht, weil ich nicht über Prophylaxe reden kann, wenn ich selber nicht danach handle.
Für die junge Generation wird es immer selbstverständlicher, aus Gründen der Prophylaxe zum Arzt zu gehen. Ein weiteres Beispiel ist die Vorsorgeuntersuchung beim praktischen Arzt.

> **GUT ZU WISSEN:** Laut Hauptverband der österreichischen Sozialversicherungsträger trägt die 1974 eingeführte Vorsorgeuntersuchung wesentlich dazu bei, dass die Lebenserwartung in den letzten Jahrzehnten gestiegen ist. Heute leben Frauen durchschnittlich um sieben und Männer um acht Jahre länger.

GMEINER: Häufig kommt die Unzufriedenheit von Patienten mit ihrem Zahnarzt daher, dass es meist heißt: „Das muss gemacht werden." Als Patient sitzt man quasi ausgeliefert auf dem Zahnarztstuhl und der Zahnarzt macht einfach irgendetwas. Ich denke, es fehlt an Information. Das Vertrauen fehlt, dass der Zahnarzt die Zähne anschaut – das darf auch etwas kosten – und darüber informiert, was man tun könnte.

DDR. GERALD JAHL: Genau, es geht um Information. Wir machen einen Plan, was kann man tun, wie geht man vor, was bedeutet das für mich als Patient, was bedeutet das für meinen Beruf, was habe ich da zu erwarten. Selbstverständlich, das sollte Standard sein.
Das geht aber in unserer Kassenmedizin nicht, weil die Kassenmedizin so schlecht honoriert ist für den Zahnarzt, nennen wir ihn Unternehmer, sodass er gezwungen ist Quantität zu machen, zu Lasten der Qualität, weil es wirtschaftlich nicht anders geht.
Unser kassenzahnärztliches System muss sich dringend und schnell ändern, sich anpassen an die modernen Zeiten mit neuen Bedürfnissen und Behandlungsarten. Die Positionen, die man abrechnen kann, sind aus 1956 und haben sich nicht verändert, da muss man ansetzen. Es kann doch nicht sein, dass es, nur als kleines einziges Beispiel, in Österreich keine Position seitens der Krankenkassa gibt, die es erlaubt, einen Menschen, der einen Sturz oder Unfall hatte, auf Kassa den verlorenen oder wackeligen Zahn zu reponieren und zu schienen um den Zahn zu retten, geschweige denn eine Wunde an der Lippe oder am Mund zu versorgen! Das alles müssen Patienten selber bezahlen, oder der Arzt macht es umsonst, was eigentlich die Regel ist.
Die Entfernung wird bezahlt, das Retten nicht. Und es kann nicht sein, oder besser, es darf nicht sein, dass die Menschen, die Mindestpension haben, solch teure Reparaturen ihrer Prothesen bezah-

len müssen. Der Selbstbehalt dafür ist viel zu hoch. Und es kann nicht sein, dass nur die BVA notwendige Implantatversorgungen finanziell unterstützt, und alle anderen Krankenkassen zahlen einfach nichts dazu, selbst bei ausgeprägten Problemen im Mund mit Auswirkung auf die psychische und physische Gesundheit.
Ärzte und Zahnärzte sollten in die Umsetzung notwendiger Reformen im Gesundheitsbereich mit einbezogen werden und gewisse Ziele definieren und erarbeiten, nicht ein Sektionschef im Ministerium oder ein bürokratischer Abteilungsleiter ohne Ahnung, was sich in Österreich wirklich abspielt. So wie es auch genau so wenig Sinn macht, wenn ein Mann Verteidigungsminister wird, der selbst nie beim Bundesheer war. Unser Gesundheitssystem gehört einfach im Sinne der Bevölkerung optimiert und modernisiert. Einfach an die neuen Zeiten angepasst und sozial verträglicher gemacht.
Die Kassenmedizin gehört dringend verbessert und an die moderne Zeit angepasst. Und es muss eine soziale Staffelung geben, weil es nicht einzusehen ist, dass Personen mit wenig Einkommen oder kleiner Pension keine moderne Therapien und Behandlungen erhalten können. Wenn 50 % des Zahnersatzes in Österreich nicht optimal funktionsfähig ist, dann sagt das eigentlich schon alles. Wenn 30 % der Senioren und 80 % der Heimbewohner mangelernährt sind, und das ist Fakt, dann wird es bedenklich. Es kann nicht sein, dass Geld haben oder eben nicht haben, das Kriterium für moderne Medizin sein kann. Das ist traurig!

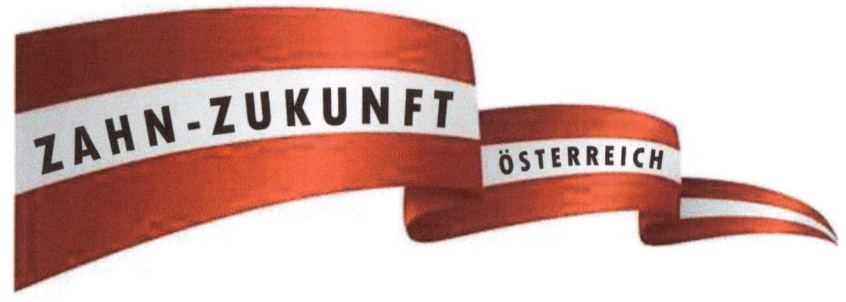

**Moderner Zahnersatz in Österreich –
Was verbessert werden sollte**

- ✓ Ein Kassenzahnarzt braucht mehr Zeit für den Patienten!
- ✓ Die Krankenkassen sollten ihren Leistungskatalog überarbeiten und bessere Tarife zahlen!
- ✓ Die Standesvertretung sollte sich dafür einsetzen, dass Krankenkassen ihren Leistungskatalog überarbeiten und bessere Tarife zahlen!
- ✓ Ein Kassenarzt sollte die Möglichkeit haben, aus hochwertigen Materialien zu wählen!
- ✓ Zahnersatz muss auch für sozial Schwache leistbar sein!
- ✓ Es muss möglich sein, dass Pflegebedürftige Reparaturen ihrer Zahnprothesen bekommen können, obwohl sie keinen Zugang zu Bargeld haben!
- ✓ Das Gesundheitssystem sollte auf Agieren aufgebaut sein und nicht auf Reagieren!
- ✓ Patienten brauchen ein Bewusstsein dafür, dass Zähne nicht nur schön sein sollen: Gesunde Zähne sind wichtig für einen gesunden Körper!
- ✓ Prophylaxe muss in den Mittelpunkt rücken – bei Patienten und bei Krankenkassen!

3. Moderne Parodontologie in Österreich – Vergangenheit und Zukunft

GMEINER: Herr Dr. Österreicher, Sie meinten, es sei ein Witz, dass die österreichische Regierung bzw. die Kassen die Gratiszahnspange eingeführt haben, wo es doch ein viel wichtigeres Problem gibt. Welches Problem ist das?

DR. GERNOT ÖSTERREICHER: Wir haben das Problem, dass wir teilweise Erkrankungsbilder in der Zahnmedizin haben, die wirklich verheerende Folgen haben, nämlich auch auf die Gesamtgesundheit der einzelnen Patienten. Diese jedoch werden wie Stiefkinder von unseren Sozialversicherungsträgern behandelt. Das heißt, es gibt keinen einzigen Punkt, der mit den Krankenkassen abgerechnet werden kann im Zusammenhang mit Parodontitis.

Die Mehrzahl der verlorenen Zähne bei österreichischen Menschen über 40 ist verursacht durch Parodontitis und nicht durch Karies. Es ist ein Irrglaube, dass Karies hier das größte Problem ist. Der Trend in den letzten Jahren war ein anderer.

> ***WICHTIG ZU WISSEN***: *Wenn Menschen über 40 Jahre in Österreich einen Zahn verlieren, liegt das weniger an Karies, sondern hauptsächlich an Parodontitis!*

GMEINER: Was ist Parodontitis?

DR. GERNOT ÖSTERREICHER: Parodontitis ist ein Entzündungszustand, eine Entzündung aller Gewebe, die den Zahn ummanteln. Das heißt, das Zahnfleisch ist entzündet, aber vor allem auch der Knochen darunter im knöchernen Zahnfach, wo der Zahn drinnen steht, und eine Art Bandapparat. Unsere Zähne sind im Knochen nicht fest verwachsen, sondern sie sind in einer Art Bandapparat. Dieser gesamte Apparat ist bei Parodontitis entzündet.

Diese Entzündung entsteht durch pathogene, also bösartige Keime. Diese Keime gibt es in verschiedenen Ausprägungen, in verschiedenen Arten, mit verschiedener Wirkung.

GMEINER: Wer erkrankt an Parodontitis? Warum bekommt man das?

DR. GERNOT ÖSTERREICHER: Einerseits kann es genetisch bedingt sein, das ist erwiesen. Parodontitis entsteht definitiv durch schlechte Mundhygiene. Man weiß auch, wie sich diese Faktoren potenzieren. Wenn jemand eine genetische Disposition vererbt bekommen hat und dazu schlechte Mundhygiene hat, zusätzlich noch starker Raucher ist, eventuell Alkoholiker, dann haben wir Multiplikatoren, die das gesamte Krankheitsbild noch viel schlimmer machen.
Es gibt auch Formen der Parodontitis, die so aggressiv sind, dass der Patient hervorragend putzt, ohne dass es etwas nützt. Der Patient muss nicht mal zu den Älteren gehören, er kann 25 Jahre alt sein und durch diese aggressive Form der Parodontitis bis 35 fast alle Zähne verlieren. Solche aggressiven Formen gibt es.

WICHTIG ZU WISSEN: *Parodontitis entsteht nachweislich durch schlechte Mundhygiene. Sie wirkt sich auf die gesamte Gesundheit aus!*

GMEINER: Wo fängt man sich das ein?

DR. GERNOT ÖSTERREICHER: Parodontitis ist keine Krankheit, die man sich wie Grippe irgendwo einfängt. Die Keime sind grundsätzlich im Mund vorhanden. Natürlich können sie auch übertragen werden.
Das Problem bei Parodontitis ist, dass sie sich auf die gesamte Gesundheit auswirkt.
Es ist wissenschaftlich belegt, dass Parodontitis bei Frauen Frühgeburten auslösen kann. Man hat bewiesen, dass Parodontitis in einem direkten Zusammenhang mit Diabetes steht – in beiden Richtungen. Das heißt, Diabetes kann Parodontitis verstärken und umgekehrt kann die Parodontitis den Diabetes fördern.
Man weiß um Verbindungen von Parodontitis und Herzerkrankungen. Das ist auch logisch. Wir haben ein offenes Milieu, wo Bakterien sind, wir haben Zahnfleischbluten, wir haben Entzündungsmomente, wir haben Blutbahnen, wo wir Bakterien mehr oder weniger durch den ganzen Körper schwemmen.

Das alles sind Dinge, die von unserem Gesundheitssystem einfach ignoriert werden.

DDR. GERALD JAHL: Dinge, die aber ewig bekannt sind. Das war doch in den 70er Jahren groß in der Werbung, an die kann ich mich sogar erinnern. Da gab es den grünen Granny Smith Apfel, in den die Lady hinein biss, und dann blutete das Zahnfleisch.
Das Problem ist seit 30 Jahren bekannt und die Krankenkassen haben seit 30 Jahren nichts getan. Die Menschen verlieren die Zähne und Österreich verliert volkswirtschaftlich Geld. Die Kasse bezahlt ja für den Zahnersatz, zwar nur die Hälfte, aber sie muss bezahlen. Das heißt, wir verlieren und verlieren und zahlen und zahlen. Und im Prinzip könnte man das ganz anders lösen.

DR. GERNOT ÖSTERREICHER: Bis heute gibt es keine Position im Leistungskatalog der Krankenkassen, die Parodontitis berücksichtigt.
Die BVA ist die einzige Krankenkasse, die etwas für Mundhygiene bezahlt, ich glaube, es sind 30 Euro. Keine andere Kasse bezahlt etwas dafür. Wenn wir von Leistungen oder Zuschüssen sprechen, die halbwegs diesen Namen verdienen, dann ist es immer die BVA.

DDR. GERALD JAHL: Okay, eine einzige Krankenkasse, die BVA, zahlt etwas für Mundhygiene. Ich finde es verwerflich, dass wir in Österreich so viele Versicherungsgesellschaften haben, die alle ihre eigene Suppe kochen. Es ist zu begrüßen, dass die BVA diverse Leistungen besser honoriert, aber gleichzeitig privilegiert es die Beamten und ist insgesamt unfair. Sozial betrachtet ist es ungerecht und nicht sozial. Die SVA zahlt aber auch kleine Zuschüsse, das darf nicht unerwähnt bleiben.

DR. GERNOT ÖSTERREICHER: Die BVA hat andererseits einen 20 % Selbstbehalt bei allen medizinischen Leistungen. Der Patient bezahlt für jede medizinische Leistung 20 %, egal, welche es ist. Der Selbstbehalt wurde aber im Frühjahr 2016 für viele Behandlungen auf 10 % reduziert.

GMEINER: Was wäre die Lösung? Was wäre Ihr Wunsch?

DR. GERNOT ÖSTERREICHER: Im Prinzip ist es das gleiche Thema, das meine Frau zum Thema Behandlung von Kindern aufgezeigt hat. Die Lösung ist Prophylaxe.

DDR. GERALD JAHL: Vorbeugung.

DR. GERNOT ÖSTERREICHER: Vorbeugung heißt, der Patient kommt, der Patient wird informiert. Viele Patienten wissen nicht einmal, dass sie diese Erkrankung haben, weil es ihnen keiner sagt.

GMEINER: Der normale Zahnarzt sagt es dem Patienten gar nicht?

DR. GERNOT ÖSTERREICHER: Na, was soll der normale Zahnarzt machen?

DDR. GERALD JAHL: Er kann ja nicht therapieren, weil Parodontitis gar nicht im Leistungskatalog der Krankenkasse steht. Bevor er blöd da steht, weil er nichts tun kann, wird es einfach totgeschwiegen.

DR. GERNOT ÖSTERREICHER: Es ist ein Dilemma. Soll der Zahnarzt zehn Minuten lang erklären, was Parodontitis ist, und dann sagen, es ist ohnehin unheilbar? Er kann schon sagen: Ja, man kann etwas dagegen tun, aber das müssen Sie alles selber bezahlen. Da ist es besser, wenn ihm das die Assistentin sagt.

GMEINER: Was kann man tun, um das zu ändern?

DR. GERNOT ÖSTERREICHER: Man muss dafür sorgen, dass der Patient professionell über Parodontitis informiert wird, auch in Kassenordinationen. Der Patient muss wissen, was man gegen diese Erkrankung machen kann. Parodontologie soll kein Fremdwort sein.

GMEINER: Was ist Parodontologie?

DR. GERNOT ÖSTERREICHER: Parodontologie ist die zahnärztliche Behandlung von Parodontitis. Die Parodontitis ist eine weit verbreitete Erkrankung. Diese Entzündung des Zahnhalteapparats (Zahnfleisch, Bindegewebe, Knochen) kann in seltenen Fällen bereits im Jugendalter auftreten, meist beginnt sie aber zwischen 30 und 40

Jahren. Da sie symptomlos verläuft, wird sie durch den Patienten oft erst bemerkt, wenn sich das Zahnfleisch stark zurückzieht oder wenn die Zähne zu wackeln beginnen. Eine regelmäßige Kontrolle beim Zahnarzt ermöglicht eine frühe Erkennung und somit auch Aufhalten der Erkrankung.

> **WICHTIG ZU WISSEN**: *Parodontitis ist eine Entzündung des Zahnhalteapparats (Zahnfleisch, Bindegewebe, Knochen), die meist im Erwachsenenalter beginnt. Da sie symptomlos verläuft, wird sie durch den Patienten oft sehr spät bemerkt. Eine regelmäßige Kontrolle beim Zahnarzt ermöglicht eine frühe Erkennung und somit auch Aufhalten der Erkrankung.*

GMEINER: Wie erkennt der normale Patient, dass er unter Parodontitis leidet? Was sind die ersten Anzeichen, die man an sich selbst feststellen kann?

DR. GERNOT ÖSTERREICHER: Das erste, was der normale Patient feststellen kann, ist das Gefühl, dass seine Zähne länger geworden sind. Er hat das Gefühl, dass das Zahnfleisch zurückgegangen ist. Das ist das erste optische ganz klare Anzeichen.

DDR. GERALD JAHL: Die Zähne beginnen sich zu bewegen, sie beginnen sich zu neigen und leicht ihre Position zu verändern. Die Zähne lockern sich eventuell.

DR. GERNOT ÖSTERREICHER: Wenn Parodontitis gerade beginnt, sieht man das nicht unbedingt sofort. Wir haben Patienten, wo man keine Parodontitis vermuten würde, aber am Röntgenbild sieht man: Unglaublich, der Knochen ist weg. Manchmal kann man sich irren, aber im Grunde merkt der Patient, dass da irgendetwas im Gange ist.

GMEINER: Ist Zahnfleischbluten ein Anzeichen für Parodontitis?

DR. GERNOT ÖSTERREICHER: Selbstverständlich kann es ein Anzeichen sein.

Allerdings ist Zahnfleischbluten ist ein sogenanntes Kardinalsymptom einer Entzündung. Das heißt, eine ganz normale banale Zahnfleischentzündung hat auch dieses Symptom. Zahnfleischbluten ist also nicht automatisch Hinweis auf Parodontitis.
Aber aus einer Zahnfleischentzündung, einer sogenannten Gingivitis, wird eine Parodontitis, wenn man gegen eine dauernde Gingivitis nichts tut.

DDR. GERALD JAHL: Dann ist der Knochen befallen und dann hat man ein Parodontitis-Problem.

__GUT ZU WISSEN__: Zahnfleischbluten kann auf Parodontitis hinweisen, muss es aber nicht. Denn Zahnfleischbluten ist ein sogenanntes Kardinalsymptom einer Entzündung und kann verschiedene Ursachen haben.

GMEINER: Das heißt, wenn ich einmal Zahnfleischbluten habe, muss ich mir keine Sorgen machen, aber wenn ich dauerhaft Zahnfleischbluten habe, muss ich es unbedingt abklären und behandeln lassen.

DR. GERNOT ÖSTERREICHER: Das führt uns wieder zu dem Punkt, dass es eine Abrechnungsposition geben sollte, dass die Leute das tatsächlich vom Zahnarzt abklären und behandeln lassen.
Nachhaltig gedacht geht es darum, dass die Bevölkerung sieht, welche anderen Probleme und Erkrankungen man sich selbst ersparen kann und sich der Staat ersparen kann. Es geht nicht unbedingt darum, dass die Menschen 120 Jahre alt werden. Was aber das System an Geld verbraucht für Dinge, die es schon im Vorfeld verhindern könnte, das ist schrecklich.

GMEINER: Was kann man gegen Parodontitis tun?

DR. GERNOT ÖSTERREICHER: Die Therapie der Parodontitis stützt sich auf 3 Säulen: 1. eine regelmäßige professionelle Tiefenreinigung des Gebisses beim Zahnarzt (2 bis 4 Mal pro Jahr), 2. neben dem gründlichen Zähneputzen, die tägliche Reinigung der Zahnzwischenräume mittels Zahnseide oder Interdentalbürstchen, 3. Optimierung der

Lebensgewohnheiten (nicht Rauchen, eventuell vorhandene Zuckerkrankheit gut einstellen, gesunde Ernährung ...).

> ***GUT ZU WISSEN****: Die Therapie der Parodontitis stützt sich auf 3 Säulen: 1. regelmäßige professionelle Tiefenreinigung des Gebisses beim Zahnarzt, 2. gründliches Zähneputzen und tägliche Reinigung der Zahnzwischenräume mittels Zahnseide oder Interdentalbürstchen, 3. Optimierung der Lebensgewohnheiten.*

GMEINER: Wie kann man sich eine professionelle Tiefenreinigung des Gebisses vorstellen?

DR. GERNOT ÖSTERREICHER: In der Parodontologie kann beispielsweise der Laser aufgrund seiner keimtötenden Eigenschaften zur Zerstörung der Bakterien eingesetzt werden, die für die Parodontitis verantwortlich sind.

Bei der Taschenreinigung werden mittels Laser die Keime und Bakterien in den Zahnfleischtaschen abgetötet. Der Laser kann auch zur Biostimulation eingesetzt werden, darunter versteht man die Anregung des Körpers zur Selbstheilung.

Nur wenn die Bakterien zerstört werden und somit ein Voranschreiten der Parodontitis verhindert wird, kann der Verlust der Zähne aufgehalten werden. Eine regelmäßige professionelle Mundhygiene trägt maßgeblich zum Behandlungserfolg der Lasertherapie bei.

GMEINER: Was verstehen Sie unter professioneller Mundhygiene?

DR. GERNOT ÖSTERREICHER: Professionelle Mundhygiene heißt, sie wird beim Zahnarzt durch perfekt und professionell ausgebildete Mundhygieneassistentinnen durchgeführt, sie geht in die Tiefe, also unter das Zahnfleisch, um diese Beläge und die Keimzahlen zu reduzieren. Ziel der professionellen Zahnreinigung ist die Prävention von Karies und Parodontitis. So können Krankheiten im Mundraum verhindert werden, die möglicherweise sonst zu unangenehmen und teuren Behandlungen führen.

Neben Tipps zur häuslichen Zahnpflege (Zähne richtig putzen) werden bei einer professionellen Mundhygiene alle harten und weichen

Zahnbeläge entfernt und anschließend poliert. Unter anderem wird eine Zahnsteinentfernung mit Scaler (hackenförmig gekrümmte Instrumente) und Ultraschall durchgeführt. Mit dem Scaler kann der Zahnstein auch unterhalb des Zahnfleischrandes entfernt werden. Anschließend wird eine Zahnpolitur mittels rotierendem Gummikelch oder Bürste und spezieller Polierpaste auf die Zähne aufgetragen. Zum Abschluss der Behandlung werden die Zähne durch eine Fluoridierung gestärkt. Fluorid ist ein Mineral, das in den meisten Zahnpasten enthalten ist, den Zahnschmelz schützt und Karies vorbeugt.

GMEINER: Wie oft sollte man das machen lassen?

DR. GERNOT ÖSTERREICHER: Professionelle Zahnreinigung sollte regelmäßig gemacht werden, das heißt, ein- bis zweimal jährlich.

GMEINER: Für wen ist eine professionelle Zahnreinigung sinnvoll?

DR. GERNOT ÖSTERREICHER: Im Prinzip für jeden. Sogar bei Menschen, die eine sehr gute Zahnreinigung betreiben, gibt es Nischen, die nicht optimal erreicht und gesäubert werden.
Bei Patienten mit Parodontitis ist eine besonders gründliche Form der professionellen Zahnreinigung notwendig, bei der die Beläge auch unterhalb des Zahnfleisches entfernt werden – auf Wunsch natürlich mit einer lokalen Betäubung.

__GUT ZU WISSEN__: Professionelle Mundhygiene beim Zahnarzt sollte jeder ein- oder zweimal pro Jahr machen lassen – auch wenn Zähne und Zahnfleisch gesund sind. Bei Patienten mit Parodontitis ist eine besonders gründliche Form der professionellen Zahnreinigung notwendig.

DR. GERNOT ÖSTERREICHER: Für Patienten, bei denen die Parodontitis schon fortgeschritten ist, gibt es chirurgische Maßnahmen, um zum Beispiel dieses entzündete Zahnfleisch zu entfernen. In manchen Fällen kann die Entfernung des Zahnsteines und der Beläge unter

Sicht notwendig sein, d.h. im Rahmen einer kleinen Zahnfleischoperation.
Es gibt antibiotische Maßnahmen, wo man ein Antibiogramm erstellt und dann ganz gezielt mit einer Antibiotika-Therapie oder mehreren Antibiotika-Therapien vorgeht. Antibiogramm bedeutet, man schaut sich an, welche Keime bei diesem Patienten überhaupt da sind, die es gezielt zu bekämpfen gilt.
Diese Therapieformen gibt es bereits. Auch hier gibt es eigene Schwerpunkte, ähnlich wie wir es vorher bei anderen Gebieten besprochen haben. In den Zahnkliniken europaweit und in Amerika gibt es eigene Departments mit Zahnärzten, die sich Parodontologen nennen. Diese Schwerpunkte haben wir in der Zahnmedizin. Das muss man aber alles privat bezahlen, und das ist richtig teuer.

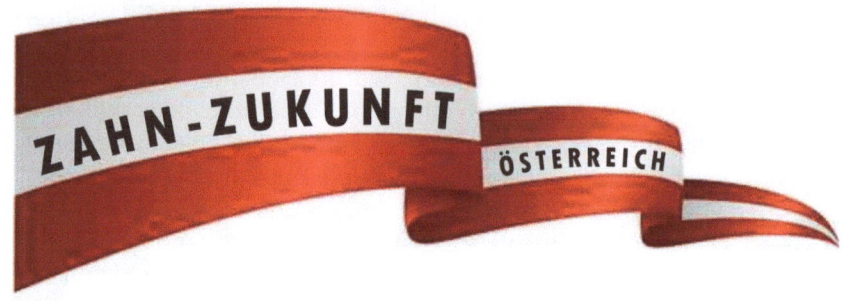

Moderne Parodontologie in Österreich –
Was verbessert werden sollte

- ✓ Unser Gesundheitssystem darf Parodontitis nicht länger ignorieren!
- ✓ Parodontitis muss im Leistungskatalog der Krankenkassen berücksichtigt werden!
- ✓ Prophylaxe ist der beste weg, um Parodontitis vorzubeugen!
- ✓ Man muss dafür sorgen, dass der Patient vom Zahnarzt professionell über Parodontitis informiert wird, auch in Kassenordinationen!
- ✓ Der Patient muss wissen, was man gegen diese Erkrankung machen kann!
- ✓ Kassenzahnärzte müssen für Parodontitis Beratung, Diagnose und Therapie honoriert werden!
- ✓ Das Gesundheitssystem soll weniger Geld verbrauchen für Dinge, die es schon im Vorfeld verhindern könnte, und mehr in Vorbeugung investieren!

4. Fragen zur 3D Zahnheilkunde an Dr. Gernot Österreicher

GMEINER: Was versteht man unter 3D Zahnheilkunde?

DR. GERNOT ÖSTERREICHER: 3D Zahnheilkunde bedeutet den verstärkten Einsatz von modernster Technik in der Zahnarztpraxis. Bildgebende Verfahren wie 3D Röntgen oder 3D Mundkamera übermitteln Aufnahmen direkt an den Computer.
Gegenüber dem klassischen Röntgen ist die Strahlung reduziert. Beim dreidimensionalen Verfahren können Bereiche dargestellt und diagnostiziert werden, die auf zweidimensionalen Aufnahmen nur unklar und überlagert zu sehen sind.
Das Bild, das nach der Aufnahme auf dem Computermonitor erscheint, ermöglicht eine genaue Diagnostik.
Durch die exakte computergestützte Vermessung des Zahnes kann der Zahnarzt eine passgenaue Füllung oder Krone direkt am Bildschirm konstruieren. Diese Daten werden dann mittels einer Funkverbindung an eine separate Schleifmaschine geschickt, die diese Füllung in wenigen Minuten aus einem Keramikblock herausfräst.

GMEINER: Warum nutzen Sie 3D Technologie in Ihrer Ordination?

DR. GERNOT ÖSTERREICHER: Mein Gebiet deckt die gesamte Zahnheilkunde ab: von der weißen Füllung über die Krone bis hin zu großen ästhetisch rekonstruktiven Arbeiten, Versorgung von Implantaten ... Das kann mittels Computerprogramm exakt vorausgeplant werden. Diese Entwicklung in der 3D Technologie ist extrem spannend. Darum freue ich mich auch sehr auf die technischen Entwicklungen der nächsten Jahre.

GMEINER: Das klingt nach großen Veränderungen in diesem Fach. Ist es denn dann notwendig, sich ab und zu fortzubilden?

DR. GERNOT ÖSTERREICHER: Ja, gerade in diesem Fachgebiet ist es sehr wichtig, immer am neuesten Stand der Technik zu bleiben und regelmäßig Kurse zu besuchen. Das ist ein weiterer Aspekt, welcher mir viel Freude an meinem Beruf bereitet: Kurse besuchen, sich mit

Kollegen austauschen, was Neues lernen, das hält den beruflichen Alltag spannend.

GMEINER: Wie sieht der klassische Fall in Ihrer Praxis aus? Können Sie einen Ablauf beschreiben, wie so eine moderne digitalisierte Behandlung bei einem klassischen Patienten abläuft?

DR. GERNOT ÖSTERREICHER: Den klassischen Patienten in dem Sinn gibt es nicht. Jeder Patient für sich ist eine neue Herausforderung, eine ganz neue Situation. Die Frage ist auch, was sich der Patient wünscht. Um für den Patienten das Optimale herauszuholen machen wir eine 3D Planung. Wir machen ein 3D Röntgen, um den Bestand der Zähne zu befunden, um individuell zu schauen, wo man Implantate setzen kann. In der Prothetik kann man im weiteren Schritt in der Planung auch oder in der Abformnahme mit 3D arbeiten, oder wie sonst üblich mit der klassischen Abformung im Zusammenspiel mit den Zahntechniker. Das ist der normale Ablauf einer solchen Behandlung.

GMEINER: Ist durch die 3D Technologie auch die Angst des Patienten vor dem Zahnarzt gemildert?

DR. GERNOT ÖSTERREICHER: Ich bin grundsätzlich davon überzeugt, dass sich die Angst des Patienten in erster Linie schon dann reduziert, wenn der Patient Vertrauen zu seinem Behandler hat. Da kann man an Technik haben, was man möchte, ohne Grundvertrauen wird es nicht funktionieren. Aber wenn wir Methoden haben, die für den Patienten die Behandlung an sich viel angenehmer gestalten, dann ist das sehr hilfreich. Bei Menschen mit starkem Würgereiz zum Beispiel kann man 3D Lasertechnik statt eines klassischen Abdrucks einsetzen und damit den Würgereiz vermeiden. Oder wenn ein Patient unter schweren Ängsten leidet und man eine Vollnarkose vermeiden will, dann haben wir auch die Möglichkeit, das unter Lachgassedierung zu machen.

GMEINER: Was würden Sie einem Patienten raten, der unsicher ist, ob er lieber eine Prothese haben möchte statt Implantat?

DR. GERNOT ÖSTERREICHER: Das wichtigste ist den Patienten zu fragen, was er sich vorstellen kann und was sein Wunsch ist. Damit ist die Frage oft schon beantwortet.
Häufig ist es nicht nur eine Frage der Technik, also der Zustand im Mund und die daraus folgenden Möglichkeiten, sondern es ist in unserer Gesellschaft auch ein Thema, was für den Patienten leistbar ist. So kann man den Patienten sehr wohl führen, indem man ihm verschiedene Möglichkeiten eröffnet und von der günstigsten bis zur hochwertigsten Variante aufzeigt, was man ihm bieten kann. Die Entscheidung, was sich der Patient tatsächlich machen lässt, die fällt er alleine.

GMEINER: Wo sehen Sie die Fortschritte in der Zahnmedizin in den letzten Jahren bzw. in Zukunft?

DR. GERNOT ÖSTERREICHER: In der Digitalisierung, 3D-Technik, Patientenkomfort, Präzision.
Ich glaube, dass die Fortschritte in Zukunft bei weitem nicht mehr so groß und so schnell sein werden, weil sich schon so viel getan hat. Was sich Zukunft aber verändern wird ist, dass sich die Präzision weiter erhöht. Der Workflow, der Arbeitsablauf wird wahrscheinlich schneller gehen, weil die Technologie nach vorn geht. Was sich in den letzten Jahren im Bereich der Digitalisierung und 3D Technik in unserem Spektrum der Zahnmedizin verändert hat ist schon gewaltig.

5. SELBST-CHECK: Zahnersatz

Allgemeiner ZAHNERSATZ-CHECK

Mit diesem Zahnersatz-Check kann jeder für sich selbst ermitteln, ob der eigene Zahnersatz passt oder ob man besser nachbessern sollte. Aber natürlich können nur ein Röntgen und eine Untersuchung durch einen erfahrenen Zahnarzt die endgültige Sicherheit geben. Also einfach in der Zahnarzt-Ordination nachfragen!

Die 8 Zeichen, dass Ihr Zahnersatz möglicherweise nicht mehr passt:
(bitte Zutreffendes ankreuzen)

1) Lassen Sie Ihre Zähne und Ihren Zahnersatz halbjährlich beim Zahnarzt kontrollieren?

   ❏ ja   ❏ nein   ❏ weiß nicht

2) Ist Ihr Zahnersatz herausnehmbar (Prothese) oder festsitzend (Krone, Brücke)?

   ❏ herausnehmbar   → *Bitte weiter zu Frage 3*
   ❏ festsitzend   → *Bitte weiter zu Frage 6*

3) Sitzt die Zahnprothese fest?

   ❏ ja   ❏ nein   ❏ weiß nicht

4) Wurde die Prothese innerhalb des letzten Jahres unterfüttert (=die Basis wurde an Ihre Schleimhaut angepasst)?

   ❏ ja   ❏ nein   ❏ weiß nicht

5) Sind Sie mit der Ästhetik und der Funktion der Prothese zufrieden?

   ❏ ja   ❏ nein   ❏ weiß nicht

   → *Bitte weiter zu Frage 8*

6) Ist der festsitzende Zahnersatz innerhalb der letzten 5 Jahre angefertigt worden?

❏ ja ❏ nein ❏ weiß nicht

7) Reinigen Sie auch den Bereich unter der Brücke bzw. zwischen den Zahnkronen mit Zahnseide/Interdentalbürsten?

❏ ja ❏ nein ❏ weiß nicht

8) Passt Ihr Zahnersatz farblich nach wie vor zu Ihren eigenen Zähnen?

❏ ja ❏ nein ❏ weiß nicht

Wenn Sie mehrere Fragen (Nr. 3 bis 8) mit „Nein" beantwortet haben, dann sollten Sie einen Termin beim Zahnarzt vereinbaren. Dort kann abgeklärt werden, ob Ihr Zahnersatz verbessert werden sollte, und Sie erfahren vom Zahnarzt, welche Möglichkeiten es gibt.

Kieferchirurgie – Zahnimplantate

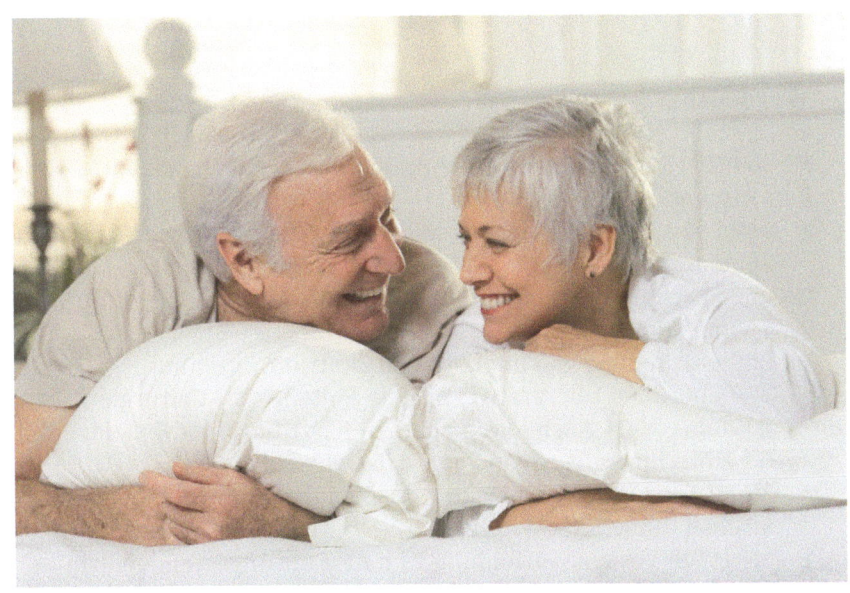

DDr. Gerald Jahl

Facharzt für Mund-, Kiefer- und Gesichtschirurgie
Facharzt für Zahn-, Mund- und Kieferheilkunde
Arzt für Allgemeinmedizin
Notarztdiplom, Laserdiplom, Implantologiediplom

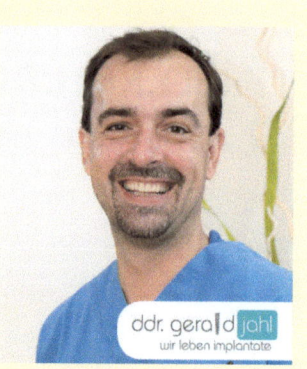

Werdegang:

- seit 2015 Mitglied der Leading Implant Centers, seit 2016 wissenschaftlicher Beirat
- seit 2010 ausschließlich für seine Ordinationspatienten tätig – im Zentrum der einzelne Patient! Regelmäßige Vortragstätigkeit und Fachpublikationen zum Thema Implantologie und zum Thema Mini-Implantate
- 2006: Gründung von Implantat im Zentrum, Eggenburg
- 2005 bis 2009 Oberarzt am LKH St. Pölten, MKG-Chirurgie
- 1998 bis 2004 Ausbildung zum Zahnarzt für Mund-, Kiefer- und Gesichtschirurgie, davon 2 Jahre in Deutschland
- 2001: Promotion zum Doktor der Zahnheilkunde an der medizinischen Universität Wien
- bis 1998: Turnus, Ausbildung zum Arzt für Allgemeinmedizin
- 1994: Promotion zum Doktor der Medizin an der medizinischen Universität Wien

www.implantat.or.at

1. Einführung – von DDr. Gerald Jahl

GMEINER: Herr DDr. Jahl, Sie sind Zahnarzt mit dem Schwerpunkt Implantologie. Worin unterscheidet sich Ihre Praxis von einer normalen Zahnarztpraxis?

DDR. GERALD JAHL: Ich bin praktischer Arzt, Zahnarzt und vor allem Facharzt für Mund-, Kiefer-, und Gesichtschirurgie. Wir betreiben die Ordination seit 2006. Unser Schwerpunkt hat sich durch meinen Werdegang ergeben, weil ich meine sehr umfangreiche Ausbildung nach dem Medizinstudium bekommen habe. Zuerst habe ich den Arzt für Allgemeinmedizin gemacht, bin danach Zahnarzt für Mund-, Kiefer- und Gesichtschirurgie geworden und bin sozusagen zusätzlich auch noch Zahnarzt, weil das eine Voraussetzung ist, um überhaupt Kieferchirurg werden zu können.
Schon bei Eröffnung der Ordination haben wir eine chirurgische Ausrichtung festgelegt. Wir haben den Schwerpunkt auf Zahnimplantate gelegt sowie auf chirurgische Eingriffe im Mund.
Das Konzept, das wir anfangs verfolgt haben, hat hervorragend funktioniert, weil ein großer Bedarf an dieser Art von Therapien in der ländlichen Region bestanden hat. Wir haben binnen kürzester Zeit eine Zusammenarbeit mit mittlerweile fast 70 Zahnärzten aufbauen können, die ihre Patienten zu uns schicken. Die Patienten erhalten bei uns eine chirurgische Therapie und kommen anschließend wieder zu ihrem Hauszahnarzt zurück.
Es ist einfach eine überregionale Praxis mit chirurgischem Schwerpunkt, und so etwas gibt es in Österreich wirklich sehr selten.

GMEINER: Patienten gehen also zu ihrem Hauszahnarzt und kommen nur bei chirurgischen Problemen oder Implantaten zu Ihnen. Warum machen Sie nicht alles rund um Zahnversorgung?

DDR. GERALD JAHL: Unser Schwerpunkt war aufgrund des Bedarfes eine logische Entwicklung, weil es zwar genug Zahnärzte in Niederösterreich gibt, nämlich fast 800 Zahnärzte, aber es gibt nur 14 aktive Zahnärzte für Mund-, Kiefer- und Gesichtschirurgie, lediglich 10 im niedergelassenen Bereich in einer Ordination. Wir verstehen uns

als Partner des Zahnarztes des Patienten, deren Schwerpunkt einfach sehr selten geboten wird.
Bei uns geht es um Chirurgie. Chirurgie hat einen entscheidenden Nachteil, nämlich dass der Begriff psychologisch negativ besetzt ist. Der Patient kommt eigentlich mit einer negativen Erwartungshaltung zu mir. Das heißt, ich muss ihm das Gefühl geben, dass er hier sehr gut aufgehoben ist, dass wir hier sehr gut auf ihn aufpassen und dass wir sehr genau wissen, was wir tun. Wir haben einen sehr menschlichen und direkten Zugang zum Patienten.

GMEINER: Was ist das Besondere an Ihrer Praxis in Eggenburg?

DDR. GERALD JAHL: Wir sind eine chirurgische implantologische 3D Praxis. Eine der großen technischen Errungenschaften in der Zahnmedizin ist, dass man den Computer in die Praxis integriert hat. Das ergibt ein digitales Gefüge. Wir können über eine Computertomografie oder Volumentomografie ganze Fälle planen und sehr genau diagnostizieren. Wir können in weiterer Folge mittlerweile auch Implantationen unter gewissen Voraussetzungen computernavigiert über eine Schablone durchführen, ohne zu schneiden.

GMEINER: Ihr Schwerpunkt sind Implantate. Sie bieten auch 1-Tages-Implantate an. Wie sieht so eine Behandlung aus?

DDR. GERALD JAHL: 1-Tages-Implantat ist nicht ganz der richtige Ausdruck. Es geht darum, dass wir unter gewissen Voraussetzungen – was man sehr gut nach einer speziellen Diagnostik feststellen kann – gewisse Patienten durchaus an einem Tag mit festen Zähnen versorgen können. Das funktioniert bei entsprechender Planung, bei entsprechender Eignung des Patienten und bei entsprechender zeitlicher Logistik.
Das ist für die Patienten natürlich eine große Erleichterung und es ist genau das, was die Patienten wollen. Wir leben in einer sehr schnelllebigen Gesellschaft. Patienten wollen wenn möglich alles sofort, einfach, schmerzlos. Wir können diesen Patienten sofort eine Lösung anbieten. Eine Beratung ist hier natürlich unumgänglich.

GMEINER: Sie gelten als Zahnarzt für Spezialfälle. Was reizt Sie an den sogenannten schwierigen Fällen?

DDR. GERALD JAHL: Ich komme aus einer Spitalslaufbahn, war 15 Jahre in Krankenhäusern tätig, davon die letzten Jahre als Oberarzt. Wir haben gemeinsam mit den Neurochirurgen schwere Unfälle versorgt, wir haben Schädelverletzungen repariert, Tumoren operiert, Gesichtschirurgie betrieben und anderes mehr. Wenn man das über eine längere Zeit betreibt hat man auch eine gewisse Sympathie für diese Art von Tätigkeit.

Daher hat es sich so ergeben, dass die komplexen Fälle zu uns geschickt werden, schwierige Fälle, Fälle mit Knochenaufbau, etc.

Daran reizt mich, etwas gut planen zu können, gemeinsam mit dem Patienten einen Zeitplan zu erstellen, dann ein fertiges Ergebnis zu sehen und einen zufriedenen Patienten.

GMEINER: Sie wurden als einer von nur neun Zahnärzten in Österreich in den Kreis der Leading Implant Centers aufgenommen worden. Was bedeutet das für Sie?

DDR. GERALD JAHL: Das ist eine sehr große Ehre, weil da wirklich namhafte Leute aus Deutschland, Italien, England, aus aller Welt dabei sind. Da sind bekannteste Professoren vertreten, die sich auf dem Gebiet der Implantologie Rang und Namen gemacht haben.

Die ursprüngliche Idee der Leading Implant Centers ist aber nicht, dass Mitglieder aufgenommen werden und sich feiern lassen, sondern der Sinn liegt darin, dass der betroffene Patient eine Möglichkeit hat, erfahrene, qualifizierte Implantologen in verschiedenen Ländern der Welt finden zu können. Das heißt, bei den Namen, die ein Patient in dieser Liste findet, ist die Sicherheit gegeben, dass dieser Arzt über die nötige Erfahrung, die nötige Fallzahl, die nötige Ausstattung, die nötige Infrastruktur verfügt. Das ist sehr gut, weil Patienten sich oft schwer tun, einen geeigneten Implantologen zu finden.

GMEINER: Sie sind gerade dabei, ein Kompetenzzentrum Wald-Weinviertel aufzubauen, gemeinsam mit der Praxis von Dr. Österreicher. Warum machen Sie das?

DDR. GERALD JAHL: Es ist notwendig, weil es ein erster Schritt in der modernen Zahnheilkunde ist.

Die Zahnheilkunde hat sich enorm entwickelt. Früher war der Zahnarzt so etwas Ähnliches wie der praktische Arzt. Er war für alle Problemstellungen, die sich im Mund geboten haben, zuständig. Wir haben in der gesamten Medizin in den letzten Jahren ein großes Ausmaß an Schwerpunktsetzung erfahren. Ein Unfallchirurg beispielsweise macht nicht mehr alles, sondern der eine operiert nur noch die Schulter, der andere das Kniegelenk oder das Sprunggelenk usw. Genauso ist es in der Zahnmedizin.

Wir haben drei große Themenbereiche in der Zahnheilkunde. Das ist erstens der Zahn an sich – die klassische Tätigkeit des normalen Zahnarztes. Dann gibt es alles, wo man Zähne bewegt, wo man Kieferrelationen versucht wiederherzustellen. Das ist die Kieferorthopädie. Schließlich gibt es den großen Bereich der Chirurgie. Chirurgie bedeutet Weisheitszähne, Wurzelspitzenresektionen, operative Zahnentfernungen, Zahnimplantate, Knochenaufbauten etc.

Dieser Schwerpunkt hat sich in den letzten Jahren auch in Niederösterreich gezeigt. Die Zeiten haben sich geändert. Die Patienten heutzutage sind viel aufgeklärter und informierter. Sie können endlich mit einer bestimmten Diagnose einen geeigneten Arzt finden, der sich damit sehr gut auskennt. Das Kompetenzzentrum Wald-Weinviertel soll einen wertvollen Beitrag dazu leisten.

GMEINER: Was ist das Besondere an der Philosophie Ihrer Praxis?

DDR. GERALD JAHL: Wir bieten umfangreichen Service, das schätzen die Patienten sehr. Das wichtigste ist nach wie vor das Gespräch zwischen Patient und Behandler und natürlich die Untersuchung. Mit den neuen 3D Technologien stehen uns einfach ganz neue Möglichkeiten der Diagnostik zur Verfügung. Am wichtigsten ist aber immer noch der menschliche Kontakt, die chirurgische Erfahrung und Kompetenz. Und: eine gute Beratung eben, ein Eingehen auf den Patienten. Wir investieren einfach viel Zeit, das ist der Punkt. Und konzentrieren uns auf das, nur auf das, was wir wirklich gut können. Eine Ergänzung zur Tätigkeit des Zahnarztes.

2. Moderne 3D Implantate und Kieferchirurgie in Österreich – Vergangenheit und Zukunft

GMEINER: Was ist die Geschichte der Implantologie? Wann wurden erstmals Implantate gesetzt?

DDR. GERALD JAHL: Die ersten erfolgreichen Implantate wurden vor zirka 45 Jahren gesetzt. Prof. Brånemark (1929-2014), ein schwedischer Orthopäde und Forscher, hat die ersten Zahnimplantate aus Titan entwickelt. Seit den 1980er Jahren werden diese weltweit eingesetzt. Der erste Patient, dem Prof. Brånemark 1965 Implantate eingesetzt hat, lebte bis zu seinem Tod 2006 gut versorgt mit diesen Implantaten.
Prof. Brånemark war lustigerweise gar kein Zahnarzt, sondern Hochschullehrer am Institut für Anatomie an der Universität Göteborg. Dadurch hatte er Zugang zu vielen Leichen. Die Kieferknochen weckten sein Interesse: Wie ist der Kieferknochen? Wie fühlt sich der an? Was kann man da machen? Als Anatom – der Zahnmedizin gänzlich fachfremd – kam er auf die Idee, man könnte etwas machen, um fehlende Zähne zu ersetzen. Durch Zufall stieß er auf das Material Titan, damals ein sehr neues Material in der Knochenchirurgie. Knochenchirurgie findet in mehreren Bereichen statt: in der Kieferchirurgie, Unfallchirurgie, Orthopädie, Neurochirurgie, überall, wo man es mit menschlichen Knochen zu tun hat.

GMEINER: Gab es vor Implantaten bei Zähnen Implantate bei Knochen?

DDR. GERALD JAHL: Implantate bei Knochen gab es zuerst nur im Sinne der Unfallchirurgie. Man hat Frakturen, z.B. Handfrakturen, Oberschenkelfrakturen, verplattet und mittels Schrauben befestigt. Das waren aber Stahlschrauben, die der menschliche Organismus nicht gut toleriert hat, daher gab es viele Komplikationen aufgrund von Entzündungen. Daher hat man lange Zeit versucht Legierungen zu finden, die besser verträglich sind. Durch Zufall ist man auf Titan gestoßen.
Titan ist ein interessantes Material, weil es sich chemisch und physikalisch nicht verändert, das nennt man bioinert. Bioinert bedeutet, dass es keine Reaktion mit dem Organismus eingeht.

Die Unfallchirurgen haben damals auch nach dieser Entdeckung weiterhin mit ihren Stahlschrauben experimentiert. Die Zahnmedizin ist durch Prof. Brånemark den Schritt gegangen, dieses neue Material Titan zu testen. Nachdem man in der Zahnmedizin gesehen hat, dass man damit große Erfolge erzielt und die ersten Studien da waren, hat die restliche Medizin nachgezogen. Heute ist Titan Standard. Es werden überall Titanplatten und Titanschrauben verwendet. Die gesamt Forschung auf dem Gebiet Titan in der Medizin ist eigentlich Prof. Brånemark zu verdanken.

Seit ungefähr 45 Jahren wird Titan verwendet. Seit etwa 25 Jahren wird es routinemäßig außerhalb der Universitätskliniken eingesetzt. Seit zirka 10 Jahren wird es als akzeptiertes Standardverfahren verwendet.

GMEINER: Werden viele Implantate gesetzt?

DDR. GERALD JAHL: Die Zahl der Implantate, die in Österreich pro Jahr gesetzt werden, beläuft sich auf knapp über 100.000. Das heißt, bei 8 Millionen Einwohnern in Österreich setzen wir zirka 100.000 Implantate pro Jahr. Vor 10 Jahren haben wir 20.000 Implantate pro Jahr gesetzt, heute sind es 100.000, das heißt, die Tendenz ist deutlich steigend.

GMEINER: Wie liegt Österreich dabei im Vergleich zu anderen Staaten?

DDR. GERALD JAHL: Im Vergleich zu anderen Staaten sind wir im mitteleuropäischen Durchschnitt. Die statistischen Zahlen bewegen sich überall in der industrialisierten Welt auf einem ähnlichen Niveau.

Implantate sind ein sehr großer Markt geworden. Man muss dabei bedenken, dass es mittlerweile eines der meist erforschten Gebiete der Medizin ist. Das ist eigentlich sensationell für diese kleine medizinische Schraube aus Titan, die versucht eine Zahnwurzel zu ersetzen. Es gibt Millionen von Studien, Nachuntersuchungen, etc.

> **WICHTIG ZU WISSEN**: *Für ein Zahnimplantat wird eine kleine medizinische Schraube aus Titan eingesetzt, um eine Zahnwurzel zu ersetzen. Implantate gehören zu den am besten erforschten Gebieten der Medizin.*

DDR. GERALD JAHL: Außerdem gibt es immer wieder Materialverbesserungen. Man kann die Implantate, die vor 45 oder 20 Jahren gesetzt wurden, überhaupt nicht mit den Materialien vergleichen, die heute produziert werden. Die Verbesserungen gehen in die Feinmechanik, in die mikroskopischen Bereiche, welche oberflächenaktiven Substanzen in der Beschichtung verwendet werden, und so weiter. Das ist die Geschichte der Implantologie.

GMEINER: In wenigen Worten beschrieben: Was ist Implantologie?

DDR. GERALD JAHL: Implantologie ist kurz gesagt ein standardisiertes Verfahren der Zahnmedizin und eines der erfolgreichsten in der gesamten Medizin. Außerdem ist es ein extrem patientenfreundliches Verfahren.
Es gibt Studien, dass 96 % der Patienten, die Implantate erhalten haben, das auch wieder machen würden. Das bedeutet, dass die Zufriedenheitsrate eine sehr hohe sein muss. Trotzdem hat das Wort Zahnimplantat in der Gesamtbevölkerung irgendwie eine ambivalente Bedeutung. Es wird assoziiert mit Schmerzen, ewig langer Behandlung, extrem teuer, umfangreiche Behandlungen, zahlreiche Zahnarztbesuche und Ähnliches. Eigenartigerweise gilt es als unsichere Behandlungsmethode, was überhaupt nicht den Tatsachen entspricht. Deshalb ist es mein großes Anliegen, hier Aufklärungsarbeit zu leisten.

> **GUT ZU WISSEN**: *Die Zufriedenheitsrate mit Implantaten ist enorm hoch. Das Image als schmerzhafte, langwierige und unsichere Behandlung ist falsch! Richtig ist, dass Implantologie eine hochmoderne, sichere und hervorragend erforschte Methode ist.*

GMEINER: Was sind die Gründe dafür, dass das Image der Implantate so schlecht ist?

DDR. GERALD JAHL: Ich glaube, dass das schlechte Image an folgenden Faktoren liegt.
Wir haben bereits festgestellt, dass es immer weniger Zahnärzte gibt, die alles machen, und immer mehr Zahnärzte, die sich ein bestimmtes Gebiet als Schwerpunkt wählen. In den letzten 10 Jahren haben noch viele Zahnärzte, die alles machen und die gesamte Zahnmedizin abdecken, entdeckt, dass Implantologie ein relativ lukrativer Zweig der Zahnheilkunde sein kann. Die haben sich ohne besondere Zusatzkenntnisse auf das Abenteuer Implantat eingelassen.
Das ging manchmal so weit, dass Zahnärzte, die überhaupt keine chirurgische Erfahrung hatten, kein chirurgisches Equipment haben, von Sterilisation und Desinfektion ganz zu schweigen, begonnen haben, Implantate zu setzen. Und das ohne Ausbildung, Qualifikation und Kontrolle. Da ist in den ersten Jahren tatsächlich einiges daneben gegangen. Ich denke, das ist schuld daran, dass im Großteil der Bevölkerung dieses negative Image von Implantaten vorhanden ist.
Das ist der springende Punkt. Wir müssen unterscheiden: Wo und von wem werden Zahnimplantate gemacht? Auf welche Art und Weise? Mit welcher Diagnostik? Mit welcher Durchführung? Mit welcher Ausbildung?
Wenn Sie sich die Zahlen anschauen von Behandlungen, die wirklich kompetente Leute, Kieferchirurgen oder Universitätskliniken machen, dann sieht deren Statistik ganz anders aus, nämlich sehr erfolgreich. Dass Implantate ein schlechtes Image haben liegt meiner Meinung nach daran, dass auch viele Zahnärzte Implantate gemacht haben, die keine adäquate Ausbildung dafür hatten. Es gibt Zahnärzte, die sich nicht zutrauen kompliziertere Zahnentfernungen oder Weisheitszähne zu machen, aber sehr wohl implantieren. Da stimmt ja was nicht. Oft ist aber ein Weisheitszahn wirklich schwieriger als ein Implantat.
Patienten haben oft das Problem, den richtigen Fachmann zu finden, weil sie davon ausgehen, dass jeder Zahnarzt, der Implantate anbietet, auch das fachliche Können dafür hat. Wenn man mit dem Herzen etwas hat, geht man auch zum Kardiologen und nicht zum Leberspezialisten.

Wie können Patienten nun einen geeigneten und erfahrenen Behandler für Zahnimplantate finden?
Das ist in der Tat nicht ganz so einfach. In Österreich ist die Situation leider ganz anders als in anderen europäischen Ländern. Prinzipiell darf in Österreich jeder Zahnarzt Implantate setzen, es gibt hier keine notwendigen Voraussetzungen seitens des Zahnärztegesetzes oder der Standesvertretung.
In Österreich gibt es viele Zahnärzte und zusätzlich einige wenige Fachärzte für Mund-, Kiefer- und Gesichtschirurgie. Diese Kieferchirurgen sind Ärzte und auch Zahnärzte, absolute Spezialisten auf dem Gebiet der Knochenchirurgie im Gesichtsschädelbereich. Und Zahnimplantate bzw. das erfolgreiche Setzen von Zahnimplantaten ist Teil der verpflichtenden Ausbildung zum Facharzt. Hier kann sich ein Patient also einmal sicher sein, dass dieser Kieferchirurg sein Handwerk versteht, zumal auch das Thema Knochenaufbau, also die Königsdisziplin der Implantologie, von diesen Ärzten beherrscht wird. Die Liste der erfahrenen Kieferchirurgen ist für Jedermann jederzeit bei der Ärztekammer zu erfragen. In Niederösterreich gibt es beispielsweise deutlich über 700 Zahnärzte, aber eben nur 10 niedergelassene Kieferchirurgen.
Es gibt aber bedauerlicherweise, anders als bei den wenige Kieferchirurgen, keine verpflichtende normierte Ausbildung für die vielen Zahnärzte in Österreich, keine Zulassungsbeschränkungen zu dieser chirurgischen Art von Therapie. Es gibt einzig und allein ein Diplom für Implantologie seitens der Zahnärztekammer, das nach „Anhören" einiger Vorträge zu diesem Thema verliehen wird. Es gibt keine Prüfung und keinerlei praktische Mindestanforderung für den Erhalt dieses Diploms, ganz abgesehen von diversen Mindestanforderungen, die an Hygiene, Sterilisation, Aufbereitung der Instrumente, Validierung und Qualitätssicherung gestellt werden sollten. Und hier ist nachweislich die Situation alles Andere als befriedigend.
Puncto Hygiene ist es in Österreich in manchen zahnärztlichen Ordinationen wirklich schlimm und oft unglaublich. Auch hier gibt es zum Schutze des Patienten vor ansteckenden Krankheiten keinerlei Mindestanforderung, die auch tatsächlich von externen objektiven offiziellen Stellen kontrolliert wird. Der Zahnarzt muss sich selber online sein eigenes Qualitätszertifikat durch ausnahmsloses Ankreuzen des Feldes „JA" selber erstellen. Er wird vor Abschicken des Fragebogens zur Erlangung des Diploms der Qualitätssicherung

noch ausdrücklich darauf aufmerksam gemacht, falls er eventuell versehentlich „NEIN" angekreuzt hat, das doch bitte auszubessern, da er sonst nicht zertifiziert wird.
Gerade chirurgische Eingriffe im Mund, die Blutungen natürlicherweise verursachen, sollten nur durchgeführt werden dürfen, wenn gewisse Standards, wie in der gesamten Medizin üblich und praktiziert, eingehalten werden und laufend kontrolliert werden. Alles andere ist eine fahrlässige gesundheitliche Gefährdung von Patienten, die sich ahnungslos in die Hände des Arztes Ihres Vertrauens begeben.
Das alles könnte man mit Sicherheit optimieren durch eine entsprechende Ausbildung mit Prüfung durch die Zahnärztekammer. Die Ausbildung, oder ein gewisser Teil davon, sollte unter Supervision stattfinden, also unter Aufsicht eines erfahrenen Implantologen. Und es sollte einfach eine Mindestanzahl an gesetzten Implantaten unter eben dieser Supervision geben, die dann berechtigt, ein wirkliches Diplom zu erhalten. Das wäre für die Patienten hilfreich, weil sie dann einfach wissen, dass dieser Zahnarzt sein Handwerk wirklich und nachweislich gelernt hat. Fakt ist ja, dass Zahnimplantate immer noch eine chirurgische Therapie sind, wo eine medizinische Schraube in den Körper eines Menschen eingebracht wird. Und bei jeder Operation in jedem anderen Fachgebiet der Medizin gibt es Qualitätsrichtlinien.
Es gibt in Österreich wirklich viele Zahnärzte, die hervorragend auf dem Gebiet der Implantologie arbeiten. Aber es ist einem betroffenen Patienten einfach derzeit überhaupt nicht möglich, eben diese wirklich erfahrenen Zahnärzte zu suchen und auch wirklich erfolgreich zu finden. Sehr groß ist nämlich die Wahrscheinlichkeit an einen Behandler zu kommen, der Zahnimplantate nur 4 bis 10 Mal im Jahr macht.
Der Patient braucht Richtlinien bezüglich Erfahrung, Kompetenz und Zertifizierung. Diese dann zertifizierten Zahnärzte könnte man dann wirklich ganz objektiv als Spezialisten bezeichnen, und das wäre für die Patienten äußerst hilfreich. Und das Wichtigste sind ja wohl die Patienten! Und Patienten haben ein Recht auf eine optimale Behandlung durch dann nachweislich wirklich erfahrene Implantologen. Diese Spezialisierung hat man ja bei Kieferorthopäden bereits erfolgreich seitens der Kammer anlässlich der Einführung der Gratiszahnspange durchgeführt. Das sollte bei Zahnimplantaten

jetzt auch möglich sein. Und ich persönlich kenne wirklich viele Zahnärzte, von denen ich mir selbst ein Implantat setzen lassen würde. Aber für Patienten ist es halt nicht so leicht genau diese Zahnärzte zu finden, wie für mich. Das muss geändert werden.
Die Zukunft der Zahnmedizin ist die Spezialisierung. Die klassische Zahnmedizin gibt es nicht mehr, sie ist zur oralen Medizin geworden. Die Medizin des Mundes und der Kiefer, mit dem kleinen Teilgebiet des Zahnes an sich. So wie in allen anderen Sparten der Medizin. Und leider hat unser Gesundheitswesen genau das komplett verschlafen und glaubt immer noch, dass ein einzelner Alleskönner, wie früher der klassische Zahnarzt, alle Problemstellungen in dieser oralen Medizin erfolgreich lösen und behandeln kann.
Ich sehe Österreichs zahnärztliche Versorgung ernsthaft in Gefahr, weil viele Indizien darauf schließen lassen, dass die Basisversorgung bald nicht mehr funktionieren wird, ähnlich der Situation bei den praktischen Ärzten. Viele Kassenstellen, vor allem am Land, können mangels Bewerber jetzt schon nicht mehr nachbesetzt werden und in Zukunft wohl noch häufiger. Junge Zahnärzte sehen keine Attraktivität mehr in den veralteten Strukturen der Kassenmedizin und wollen lieber Qualität anbieten als Fließbandmedizin. Und ich muss ihnen Recht geben und verstehe sie nur zu gut. Und sie wollen ihren Patienten Zeit geben, das teuerste Gut, das ein Arzt zu geben hat.
Das kassenzahnärztliche System muss dringend reformiert und verbessert werden, vor allem aber dringend an die modernen Zeiten angepasst. Der Kassenzahnarzt muss seitens der Kassa unterstützt und als ebenbürtiger Partner betrachtet werden, und nicht als notwendiges und lästiges Übel. Die Basisversorgung muss verbessert werden und auch seitens der Tarife für den Arzt an moderne und übliche zeitgemäße Therapien angepasst werden. Mit den derzeitigen Tarifen kann keine zeitgemäße Zahnmedizin, geschweige denn Kinderzahnmedizin, betrieben werden, und das leider zu Lasten der ahnungslosen und hilflosen Patienten.
Hier sollten einmal die Patientenanwälte aktiv werden, denn das würde tatsächlich einmal etwas bewirken. Gerade diese Patientenanwälte sollten einmal den Dialog mit den Ärzten suchen, einen fruchtbaren Dialog und nicht jeden Arzt als ihren natürlichen Feind betrachten. Sich zusammensetzen und einmal über alles reden, was zu tun wäre um Österreichs Patienten tatsächlich zu helfen und die

Aufgabe des Sozialstaates Wirklichkeit werden zu lassen. Gerade die Ärzte an der Basis wissen um all die zu verbessernden Umstände. Das soziale System im niedergelassenen Bereich der Ordinationen in Österreich ist mittlerweile evident in Gefahr. Ich will eine Lanze brechen für all die motivierten und vorbildlichen niedergelassenen Zahnärzte, die versuchen, trotz aller über die Jahre bestehenden Widrigkeiten optimale Therapien für ihre zahlreichen Patienten zu machen. Und hier sollten wir ansetzen. Und angesichts dieser traurigen Umstände ist das Problem, einen geeigneten Behandler für Zahnimplantate zu finden, wirklich als sekundär zu betrachten. Motivierte Spezialisten aus allen Gebieten der Zahnmedizin, und von denen gibt es viele, sollten gemeinsam mit dem Hauptverband, den Patientenanwälten und dem Gesundheitsministerium endlich Bewegung in die Sache bringen, um die traurigen Umstände zu beseitigen und Österreich wieder in seiner Basisversorgung auf ein Niveau bringen, das es unseren Patienten ermöglicht, insgesamt anständig und gut behandelt zu werden! Yes, we can!
Ich bin davon überzeugt, dass das möglich wäre, wenn wir alle an einem Strick ziehen und nicht gegeneinander arbeiten. Und ja, das können wir uns als Staat Österreich auch tatsächlich finanziell leisten. Einfach vielleicht dadurch, weniger Lärmschutzwände zu errichten, Umfahrungsstraßen um zig Millionen zu bauen oder diverse kaum befahrene Landstraßen jährlich zu erneuern. Ganz abgesehen vom Potential der Einsparung bei unseren zahlreichen unnötigen Versicherungsträgern, die zusätzlich zu einer unsozialen und unfairen Situation führen, da es auch nicht einzusehen ist, dass es in Österreich bei der Basisversorgung solche Unterschiede geben darf. Wir, als Ärzte und Zahnärzte stehen für die notwendigen Verbesserungen auf jeden Fall zur Verfügung, nur, man muss uns auch einmal fragen!

WICHTIG ZU WISSEN: *Prüfen Sie die Qualifikation des Zahnarztes, der Implantate macht! Der Arzt braucht Erfahrung als Kieferchirurg, die entsprechende Ausbildung und das geeignete Equipment!*

GMEINER: Woran erkenne ich als Patient, dass der Zahnarzt zwar Implantate anbietet, die Fachkenntnisse dafür aber gar nicht hat?

DDR. GERALD JAHL: Das ist in Österreich als einziges Land in der EU sehr schwierig. Wir haben diesbezüglich immer noch eine sehr altmodische Standesvertretung, wo man sicherlich einiges verbessern könnte.
In Deutschland ist es so, dass im Ausbildungskatalog für Mund- und Gesichtschirurgen verpflichtend vorgeschrieben ist, dass sie neben viel umfangreicheren Operationen auch eine bestimmte Anzahl an Implantaten gemacht haben müssen, damit sie überhaupt die Zahnarztausbildung als Mund- und Gesichtschirurg abschließen dürfen.
Das heißt, Mund- und Gesichtschirurgen in Deutschland sind allein schon durch ihre Ausbildung gewohnt, den gesamten Gesichtsbereich, Nasen, Ohren, usw., chirurgisch zu therapieren. Für diese Leute ist es ein Leichtes Knochenchirurgie und Implantologie zu betreiben. Das ist die erste Gruppe von Fachleuten für Implantologie.
Die zweite Gruppe von Fachleuten in Deutschland sind Oralchirurgen. Oralchirurgen sind zertifiziert zugelassene Zahnärzte, die mindestens drei Jahre lang auf einer Mund- und Gesichtschirurgischen Abteilung Dienst machen und einen gewissen OP-Katalog erfüllen mussten, um von der Bundeszahnärztekammer nach einer Prüfung, die sie auch ablegen müssen, die Bezeichnung Oralchirurg zu bekommen.
Das heißt, jeder Patient in Deutschland, der zu einem Mund- oder Gesichtschirurgen oder zu einem zertifizierten Oralchirurgen geht, weiß, dass dieser über die nötige Erfahrung in der Implantologie sowie über das nötige Wissen und die nötige Kompetenz verfügt.

GMEINER: Das steht bei denen auch auf dem Schild?

DDR. GERALD JAHL: Das muss bei denen auch auf dem Schild stehen.
Dann gibt es in Deutschland noch eine dritte Gattung. Im Prinzip gibt es in Deutschland drei implantologische Gesellschaften, die anderen normalen Zahnärzten die Möglichkeit geben, berufsbegleitend zertifizierte Kurse zu machen, Fortbildungen, die meist über drei Jahre gehen, um einerseits akademisch, andererseits über die Fallzahlen ein gewisses implantologisches Know-how zu bekommen.
Bei diesen drei Gruppen von Fachleuten wissen die Leute in Deutschland, dass sie zu jemandem gehen, der weiß, was er tut.

Es gibt in Deutschland auch die ganz normalen Zahnärzte, die über diese Qualifikationen nicht verfügen. Die bieten Implantate nicht an. Das heißt, in Deutschland ist die Situation für den Patienten relativ einfach.

GMEINER: Wie ist die Situation in Österreich?

DDR. GERALD JAHL: Die österreichische Standesvertretung hat sich massiv geweigert, in irgendeiner Art und Weise eine vorhandene Spezialisierung zuzulassen oder zu unterstützen. Eine Spezialisierung würde ja bedeuten, dass der Zahnarzt A vielleicht besser wäre als der Zahnarzt B. Das will man in unserer gleichgeschalteten Gesellschaft auf keinen Fall haben.
Es gibt Leading Implant Centers, die in Amerika, Italien, Deutschland wirklich massenhaft Mitglieder haben, und zwar wirklich hochkarätige Zahnärzte für Implantologie. In Österreich sind sie an die Standesvertretung herangetreten und haben gefragt: Welche Qualitätskriterien habt ihr in Österreich? Welche Leute gibt es, die wir bei uns aufnehmen können? Wir wollen, dass Patienten eine Plattform haben, damit es eine Orientierungsmöglichkeit gibt.
Österreich hat sich einfach beharrlich geweigert, eine Spezialisierung zuzulassen. Das ist das Problem in Österreich, was die Zahnimplantate betrifft.
Das heißt, in Österreich werden Zahnimplantate von vielen Zahnärzten angeboten, deren Implantatzahl sich pro Jahr auf drei oder vier beläuft. Das weiß der Patient natürlich gar nicht. Woher auch? Leading Implant Centers will für den Patienten eine Schleuse öffnen, wo er weiß, da ist er in guten Händen.
Ich persönlich möchte Zahnimplantaten zu dem positiven Image verhelfen, das sie verdienen. Und da ist sicher noch viel zu tun und die Leading implantcenters sind nur ein kleiner Beginn, aber wenigstens einmal ein Anfang. Es ist für Patienten einmal eine erste objektive Hilfe einen Implantologen zu finden, der mit Sicherheit über viel Erfahrung verfügt. Natürlich gibt es aber auch viele gute Behandler, die dort noch nicht gelistet sind.

> **GUT ZU WISSEN**: *Leading Implant Centers ist ein weltweites Netzwerk, das qualifizierte Implantologen in ihre Mitgliederliste aufnimmt und umfassende Patienteninformation gibt.*
> *http://www.leadingimplantcenters.com*

GMEINER: Es haben sich doch auch in Österreich in der Zahnmedizin Schwerpunkte entwickelt.

DDR. GERALD JAHL: Man wollte in Österreich immer verhindern, dass es eine Spezialisierung gibt. Man wollte immer den „praktischen Arzt des Zahnes" hochhalten.
Der erste Schwerpunkt, die jetzt erwiesenermaßen stattgefunden hat, ist die Gratiszahnspange. Da hat man zum ersten Mal versucht, diesen Vertrag betreffend Gratiszahnspange nur Kieferorthopäden zu geben, die über eine bestimmte Ausbildung und eine gewisse Fallzahl an Erfahrung verfügen. Das wurde wirklich streng geprüft.
Das hat mich ein wenig positiv gestimmt, dass wir das vielleicht auch im Bereich Zahnimplantate schaffen können. Es sollte auch in diesem Bereich fachliche Voraussetzungen geben, ohne die Implantate nicht gemacht werden dürfen.

GMEINER: Im Bereich der Gratiszahnspange hat die Standesvertretung doch nur reagiert?

DDR. GERALD JAHL: Sie musste reagieren, weil die Politik die gesetzliche Regelung geschaffen hat und dann die Standesvertretung gefragt hat: Wer ist geeignet? Dadurch musste sie diesen Schwerpunkt zulassen.
Wie gesagt, ich habe mich gefreut, dass Schwerpunktsetzung plötzlich möglich ist.

DR. GERNOT ÖSTERREICHER: Wobei es einige falsche Ansätze gab.

DDR. GERALD JAHL: Ja, trotzdem: Schwerpunktsetzung ist möglich.

GMEINER: Sie sind Mitglied bei Leading Implant Centers. Sie sind einer von nur neun Österreichern, die dort als Mitglied aufgenommen wurden.

DDR. GERALD JAHL: Es gibt viel mehr österreichische Implantologen, die dafür qualifiziert wären.

GMEINER: Welche Aufnahmekriterien hat Leading Implant Centers?

DDR. GERALD JAHL: Die Aufnahmekriterien sind zwar nicht aufsehenerregend, aber doch beachtlich. Man muss den Nachweis über mindestens 5 Jahre implantologische Erfahrung erbringen, man muss über eine Oralchirurgische (die es in Österreich nicht gibt) oder Mund- und Gesichtschirurgische Ausbildung verfügen und man muss über 400 dokumentierte Fälle vorweisen.
Für viele sind die 400 dokumentierten Fälle der Hemmschuh. Nur wenige Implantologen in Österreich haben so viele Fälle, denn 85 % aller Implantate werden von nur 15 % der Zahnärzte gesetzt. Das bedeutet, es gibt einige wenige, die wirklich sehr viel machen, dort kann man Patienten getrost hinschicken. Und es gibt sehr viele, die sicher zu wenig machen, hier ist einfach keine Erfahrung gegeben.
15 % der implantologisch tätigen Zahnärzte haben Erfahrung, machen also 85000 Implantate. Das heißt, dass einer dieser erfahrenen Zahnärzte im Schnitt 116 Implantate pro Jahr macht. Da liegen wir in Eggenburg wirklich sehr deutlich darüber.
Sich ein Implantat machen zu lassen, also sich etwas in den eigenen Körper einpflanzen zu lassen, ist schon etwas anderes als beispielsweise eine Mundhygienebehandlung. Das bedeutet Öffnung einer Körperoberfläche und Einbringen des Implantats in den Knochen des Patienten. Das ist etwas Invasives. Dazu braucht es ein gewisses Standardmaß an Hygiene, Organisation, Struktur, Instrumentarium und Personal, das natürlich entsprechend geschult sein muss und Geld kostet.

GMEINER: Wie viele Implantate machen Sie pro Jahr?

DDR. GERALD JAHL: Ich mache derzeit um die 600 Zahnimplantate im Jahr, also statistisch schon deutlich mehr als die angesprochenen 116. Aber alle von mir persönlich und ohne kollegiale Hilfe.

GMEINER: Gibt es heute noch das berühmte „Gebiss im Glas"? Wird das noch gemacht? Oder geht alles in Richtung Implantat?

DDR. GERALD JAHL: Das Gebiss im Glas wird es auch in 20 Jahren noch geben.
Die Zahnimplantate haben einen Nachteil, weil sie von Krankenkassen in der Regel als Privatleistung betrachtet werden. Wir leben hier in der typisch österreichischen Situation, dass nicht unbedingt jeder Patient in Österreich über das nötige Bargeld verfügt, sich Implantate machen zu lassen.
Wie gesagt, das herausnehmbare Gebiss wird es auch in 20 Jahren noch geben. Allerdings ist ein Schritt in Richtung Implantate gegeben, weil sich in den nächsten 10 Jahren das Preisniveau deutlich reduzieren wird. Davon bin ich überzeugt.

> **_GUT ZU WISSEN_**: *Implantate werden von Krankenkassen in der Regel als Privatleistung betrachtet. Daher ist es auch eine Frage, ob man es sich finanziell leisten kann. Der Preis für Implantate wird weiter sinken.*

GMEINER: In Bezug auf Implantate gibt es viele Ängste. Was sagen Sie einem älteren Menschen, der Angst hat, dass sein Kieferknochen zu schwach für Implantate ist?

DDR. GERALD JAHL: Wir können heute bereits in der Diagnostik durch die Volumentomografie feststellen, wie die Grundstruktur ist, sprich: Wie ist das Fundament des Kieferknochens an sich gestaltet? Das ist ähnlich wie beim Bau eines Hauses. Wenn das Fundament in Ordnung ist, spricht nichts gegen eine Implantation.
In manchen Fällen, wo das Fundament limitiert ist, können wir Knochenaufbauende Maßnahmen machen, um eine gewisse Höhe und eine gewisse Breite des Kieferknochens zu erreichen. Das ist eine Entscheidung, die der Patient für sich treffen muss. Es ist heute vieles möglich, aber nicht jeder Patient ist begeistert von der Idee des Knochaufbaus.

Tendenziell ist es so, dass sich die Implantologie in den letzten 15 Jahren insofern verändert hat, dass Knochenaufbau nur in solchen Fällen gemacht wird, wo es unumgänglich ist. Man versucht Alternativen anzubieten, die eine schnellere, bessere und für den Patienten einfachere Behandlung ermöglichen.

> **WICHTIG ZU WISSEN**: *Es gibt nur sehr wenige Fälle, wo zu wenig Knochenfundament für eine Implantation da ist. Knochenaufbau wird nur dann gemacht, wenn es unumgänglich ist!*

GMEINER: Man kann also sagen, dass es nur selten Problemfälle gibt, wo man kein Implantat setzen kann?

DDR. GERALD JAHL: Die gibt es wirklich sehr selten.

GMEINER: In unseren Köpfen ist immer noch die Angst, dass die Behandlung nach dem Verlust von Zähnen schmerzhaft, langwierig und teuer ist. Man will unbedingt gut auf die Zähne achten, damit man ja keine Probleme bekommt.

DDR. GERALD JAHL: Ich glaube, dass die vielen Ängste in Bezug auf Implantate auch damit zu tun haben, dass wir eine Lobby haben, die versucht alle gleichzuschalten. Würden die Vertreter der Zahnärzteschaft die Wahrheit sagen und medial die Information verbreiten, dass Zahnimplantate in den meisten Fällen die beste Therapie ist, würde das umgekehrt ja bedeuten, dass jeder Patient, der einen Zahnverlust erlitten hat und weiß, dass sein Zahnarzt gar keine Zahnimplantate macht, nicht mehr zu ihm gehen. Dieser arme Kollege würde dann ja verhungern. Aus diesem Grund wird eine offizielle Stellungnahme seitens unserer Kammer und Repräsentanten diesbezüglich einfach nicht erfolgen. Denn das würde bedeuten, dass es eine Zweiklassengesellschaft gibt. Aber es gibt auch, und das muss man schon erwähnen, auch wirklich gute Lösungen, die ganz ohne Implantate auskommen können, also nur mit den vorhandenen Zähnen gemacht werden.

GMEINER: Das würde bedeuten, dass die herausnehmbare Prothese nicht das Optimum ist.

DDR. GERALD JAHL: Die herausnehmbare Prothese ist eine Kassenleistung, obwohl sie nicht die optimale Lösung ist. Die wahren Bedürfnisse und Wünsche der betroffenen Patienten werden einfach ignoriert. Implantate sind eine private Leistung.
Implantate oder anderer hochwertiger Zahnersatz haben eine große allgemeinmedizinische Bedeutung. Egal, ob es ein festsitzender oder abnehmbarer Zahnersatz ist – alles was funktioniert ist gut. Wir dürfen soziale Unterschiede nicht verurteilen. Österreich wird niemals in der Lage sein, dass sich jeder Patient eine Implantatbehandlung leisten kann. Aber wir müssen dafür sorgen, dass wir generell einen funktionierenden, schmerzfreien Zahnersatz anbieten können, auch für Leute, die nicht über die finanziellen Mittel verfügen. Das ist mir ein großes Anliegen. Leider kann man in unserer Gesellschaft keine Lobby dafür finden. Das ist sehr traurig.

GMEINER: Wie läuft das konkret ab, wenn ich zu Ihnen in die Praxis komme und ein Implantat möchte?

DDR. GERALD JAHL: Prinzipiell erfolgt eine Absprache mit dem Patienten, wie er sich vorstellt, dass seine zukünftige Zahnversorgung auszusehen hat. Man einigt sich darauf, ob es eine abnehmbare oder eine festsitzende Versorgung sein soll, sprich, kann oder muss der Patient den Zahnersatz herausnehmen oder nicht.
Das All-on-4™ Konzept, das von vielen Implantatfirmen vertrieben wird, basiert darauf, dass wir vier Implantate setzen und eine festsitzende implantatgetragene Brücke machen, die der Patient nicht herausnehmen kann, praktisch eine perfekte Imitation der Natur.

> **GUT ZU WISSEN**: All-on-4™ ist ein Konzept, bei dem nur vier Implantate gebraucht werden, um in einem zahnlosen Kiefer eine komplette Brücke einzusetzen.

GMEINER: Wie kann ich als Laie entscheiden, ob ich eine Prothese herausnehmen will oder nicht?

DDR. GERALD JAHL: Das gemeinsame Gespräch mit dem Behandler entscheidet. Herausnehmbare Versorgungen sind tendenziell kostengünstiger als festsitzende.

GMEINER: Heißt das, es entscheiden finanzielle Aspekte? Und es hat nichts mit medizinischen Aspekten zu tun?

DDR. GERALD JAHL: Als Mediziner würden wir zu festen Zähnen raten. Aufgrund der Tatsache, dass es sich nicht um eine Kassenleistung handelt, ist es davon abhängig, inwiefern der Patient dazu steht und gewillt ist, einen finanziellen Betrag dafür zu zahlen.
Der Unterschied zwischen festsitzendem und abnehmbarem Zahnersatz ist auch die Frage der Hygiene. Wir brauchen für eine festsitzende Versorgung einen Patienten, der gewillt ist, das zu lernen und in späterer Folge auch zu machen. Eine festsitzende Implantatversorgung braucht mehr Pflege als die eigenen Zähne. Es braucht einen Patienten, der manuell aufgrund des Geschicks seiner Hand in der Lage ist, das zu putzen und der auch gewillt ist, das zu machen und diese Zeit zu investieren. Eine festsitzende Brücke zu putzen ist etwas aufwändiger als die eigenen Zähne zu putzen.

> **GUT ZU WISSEN**: *Aus medizinischer Sicht würden wir in den meisten Fällen zu festsitzendem Zahnersatz raten.*

GMEINER: Man hört oft die Aussage: Implantate sind teuer. Stimmt das?

DDR. GERALD JAHL: Implantate kosten Geld. Implantate sind bis auf wenige Ausnahmen keine Kassenleistungen. Nur wenige Patienten können sich einen Zuschuss durch die Krankenkassen erwarten.
Als teuer bezeichnet man häufig etwas, was viel Geld kostet und dieses Geld aber nicht wert ist. Daher gefällt mir der Ausdruck „teuer" nicht. Man kann sagen, dass Implantate Geld kosten, dass sie kostenintensiver sind, aber sie sind nicht teuer. Denn man bezahlt etwas und bekommt dafür etwas Tolles. Wir wissen aus allen Daten,

dass es eine hervorragende Behandlungsart ist mit einer extrem hohen Patientenzufriedenheit.
Ich persönlich bedaure, dass wir derzeit nicht in der Lage sind, einen gewissen Betrag zu unterschreiten. Das hat wirtschaftliche Gründe, weil eine gewaltige Industrie dahinter steckt, die versucht, die Preise hoch zu halten. Wir wissen, dass die Produktion der Implantate in Bangladesh sehr wenig kostet und enorm hohe Aufschläge durch diverse Zwischenhändler dazu kommen, bis das Implantat bei uns in der Ordination ist. Ich hoffe, dass sich das in den nächsten 10 Jahren ändern wird. Ich denke, das können wir schaffen.
Wir Österreicher haben ja eine eigenartige Beziehung zu Geld. Wir akzeptieren ohne jede Frage, dass wir uns alle drei Jahre ein neues Auto kaufen. Das neue Auto kostet um die 26.000 Euro, wenn es sich um einen Durchschnittswagen mit ABS und Navi handelt. Wenn wir nun ein Auto verkaufen, das drei Jahre alt ist, haben wir einen Wertverlust von zumindest 50 %. Das bedeutet bei einem 26.000 Euro Auto einen Verlust von etwa 13.000 Euro. Da ist noch nicht mit einberechnet, was an neuen Reifen, Benzin, Reparaturen und Servicekosten zusätzlich ausgegeben wurde.
Um 13.000 Euro können wir uns wirklich sehr schöne und groß angelegte Implantatversorgungen wie eine All-on-4-Behandlung leisten. Viele denken, Implantate sind viel zu teuer, aber niemand findet etwas dabei, alle drei Jahre ein neues Auto zu kaufen und eben diesen Wertverlust in Kauf zu nehmen. Das ist die ambivalente Einstellung der Österreicher zum Thema Geld.

GMEINER: Ein Auto fahre ich vielleicht 2 Stunden pro Tag, ein Implantat trage ich 24 Stunden täglich.

DDR. GERALD JAHL: Noch einmal möchte ich betonen: Implantate sind ihr Geld wert.

GMEINER: Nehmen wir an, alle Leistungen würden von der Krankenkasse bezahlt. Würden dann alle Zahnärzte nur noch Implantate machen, weil es die beste medizinische Lösung ist?

DDR. GERALD JAHL: Ja, wenn Implantate von Kassenseite bezahlt würden, dann würden wir höchstwahrscheinlich bei fast jedem Patienten Implantate machen.

> **_GUT ZU WISSEN_**: *Aus medizinischer Sicht würden wir in den meisten Fällen Implantate setzen.*

GMEINER: Gibt es überhaupt Fälle, wo Sie aus medizinischer Sicht von Implantaten abraten würden?

DDR. GERALD JAHL: Es gibt ganz wenige Fälle, wo Implantate aufgrund von medikamentösen Therapien anderer Ursache tendenziell immer noch kontraindiziert sind. Bei bestimmten Medikamenten, das sind nicht viele, sollen wir keine Implantate setzen. Das sind minimale Prozentsätze.
Wo wir vorsichtig sind, das ist bei Zuständen, wo es eine Bestrahlung gab, zum Beispiel bei einem Karzinom im Kopf-Halsbereich. Wir wissen, dass bestrahlter Knochen sehr, sehr träge ist. Wir wissen, dass wir dort Implantate verlieren würden, weil der bestrahlte Knochen kaum noch Reaktion zeigt. Da ist man sehr vorsichtig.
Vorsicht ist auch geboten bei Patienten, die eine künstliche Herzklappe haben.

GMEINER: Warum?

DDR. GERALD JAHL: Das Zahnimplantat ist das einzige Implantat, das wir im menschlichen Organismus verwenden, das ein offenes System darstellt. Die Hüfte, das Brustimplantat, der Herzschrittmacher, die Herzklappe etc. befinden sich innen und sind bedeckt vom eigenen Körper.
Ein Zahnimplantat ist da drinnen im Knochen und ist lediglich durch einen dünnen Mantel von Zahnfleisch von der Außenwelt, dem Mund getrennt. Das heißt, wenn Menschen dieses kleine Stück Zahnfleisch nicht putzen und es aufgrund von mangelnder Pflege zu einer Entzündung kommt, dann hat man das Problem, dass Keime direkt in das Implantat und damit direkt in den Menschen, in den Körper gelangen.
Deshalb muss man das bei Herzklappenpatienten genau abwägen, welche Therapie man macht, weil man in diesem Fall wirklich darauf achten muss, dass so wenig Keime wie möglich in den Organis-

mus gelangen. Das würde für die Klappenendokarditis eine theoretische Gefahr darstellen.
Implantate sind Medizin. Man muss mit den Leuten reden. Das müssen auch Patienten verstehen. Viele gehen zum Zahnarzt, erzählen von ihren allgemein medizinischen Problemen oder Vorfällen aber relativ wenig. Die Implantologie betrachtet sich als Medizin und braucht allgemein medizinische Informationen. Welche Medikamente nimmt dieser Patient? Welche Vorerkrankungen gibt es? Was wird eventuell verschwiegen? Das hat wenig mit Zahnarzt zu tun, da geht es in die Tiefe.

GMEINER: Was heißt All-on-4™? Was ist der Unterschied zu dem, wie früher implantiert wurde?

DDR. GERALD JAHL: All-on-4™ ist mittlerweile ein offenes Implantat-Konzept, das es seit ca. 1999 gibt, erfunden von einem begnadeten Portugiesen. Ich verwende das System bereits seit 2005.
Für den Patienten bedeutet All-on-4™, dass wir nur vier Implantate brauchen, um in einem zahnlosen Kiefer eine komplette Brücke einzusetzen. Salopp gesagt: Vier Implantate sind schneller gesetzt als 12 Implantate, egal, ob computernavigiert oder nicht. Vier Implantate sind auch billiger als 12 Implantate.
Zu Beginn der Implantologie hat man versucht, wirklich jeden Zahn durch ein Implantat zu ersetzen. Im Oberkiefer waren früher durchaus 12 oder 13 Implantate zu finden. Auch das war ein Grund, warum Implantate früher teuer waren, weil man bei jedem fehlenden Zahn ein Implantat gesetzt hat.

GMEINER: Hat es aus medizinischer Sicht einen Vorteil, wenn man jeden einzelnen Zahn implantiert?

DDR. GERALD JAHL: Nein, gar nicht. Genau das hat man ja herausgefunden: Zähne und Implantate sind biomechanisch überhaupt nicht zu vergleichen. Die Zähne sind im Knochen nicht fest verankert. Sie sind an einer Struktur aus ganz feinen Bändern aufgehängt.
Im Unterschied dazu ist das Implantat nichts anderes als eine Schraube. Dort wachsen Knochenzellen hinein und die sorgen für den Halt. Das ist also ein ganz anderes biologisches Konzept als der Zahn.

Früher war man sich dessen noch nicht so bewusst, daher hat man versucht, Zahn für Zahn zu ersetzen. Heute hingegen ist man in der Lage, mit vier Implantaten in einem zahnlosen Kiefer eine komplett implantatgetragene Brücke mit 12 Zähnen zu machen. Und das auf eine relativ schnelle Art und Weise.
Mittlerweile sind auch die letzten Bedenken gegen dieses Verfahren zerstreut, weil es seit 15 Jahren eingesetzt wird und die ersten Ergebnisse nach 15 Jahren vorliegen. Das ist sicher ein Meilenstein.

GMEINER: Welche Rückmeldungen bekommen Sie von Patienten, denen Sie Implantate gesetzt haben?

DDR. GERALD JAHL: Die Rückmeldungen sind sehr positiv. Wenn Patienten einmal einen Behandler gefunden haben, bei dem sie sich wohl fühlen, dann bleiben sie auch. Implantologie bedeutet auch Partnerschaft. Wir begleiten die Leute über die nächsten Jahre, nachdem wir ein Implantat gesetzt haben, durch regelmäßige Mundhygiene, durch halbjährliche Kontrollen. Wir schimpfen auch, wenn die Leute ihre Implantate nicht sorgfältig putzen. Die meisten Patienten machen das aber ordentlich. Die Nachkontrollen dienen auch der Beruhigung des Patienten. Die meisten kommen gerne zu uns.
Für rein zahnärztliche Behandlungen gehen die Patienten dann wieder zu Ihrem Zahnarzt, also für Füllungen, Wurzelbehandlungen oder notwendige Kronen auf Zähne. Gott sei Dank gibt es alleine in Niederösterreich über 700 hervorragende Zahnärzte, die eine bewundernswerte Arbeit machen. Wir sind halt nur auf die Chirurgie und auf Zahnimplantate konzentriert und bieten nur das an, dafür aber mit hoher Qualität, wirklicher Erfahrung und Kompetenz. Zahnärzte beherrschen Ihr Metier, ich meines. Gelebte Spezialisierung eben, zum Vorteil des Patienten, denn niemand würde von mir tatsächlich und ernsthaft eine Füllung oder eine Wurzelbehandlung wollen, weil ich das gar nicht kann und deshalb die Zahnärzte umgekehrt ehrlich bewundere!

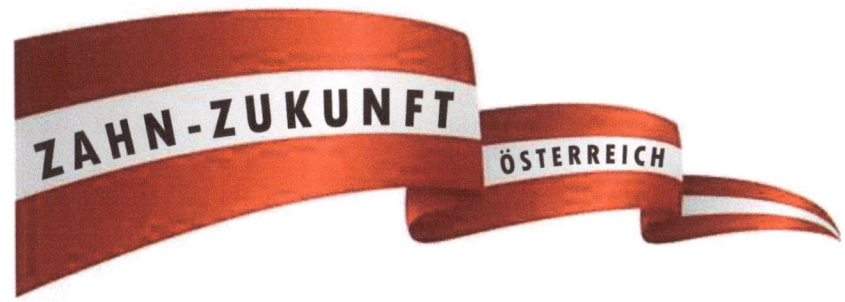

Moderne 3D Implantate und Kieferchirurgie in Österreich – Was verbessert werden sollte

- ✓ Die zahnärztliche Standesvertretung muss Spezialisierungen im Sinne des Patienten anerkennen, akzeptieren und zulassen!
- ✓ Die Zahnärztekammer soll eine offizielle Stellungnahme abgeben, dass Implantate in den meisten Fällen eine hervorragende Therapie ist!
- ✓ Zahnärzte ohne standardisierte chirurgische Ausbildung sollten keine Implantate setzen! Kein Arzt ohne chirurgische Ausbildung darf in Österreich einen Blinddarm operieren. Warum sollte es im Mund anders sein! Diese Standards könnte man verpflichtend schaffen und bei Absolvieren mittels Diplom anerkennen.
- ✓ Zahnärzte ohne profundes Know-how betreffend Implantate sollen Patienten zur Beratung und Diagnostik an den Kieferchirurgen oder an erfahrene andere Behandler verweisen!
- ✓ Modernste 3D Ausstattung für Diagnostik und Therapie sollte bei allen Implantologen technischer Standard sein!
- ✓ Wir müssen dafür sorgen, dass wir generell einen funktionierenden, schmerzfreien Zahnersatz anbieten können – auch für Leute, die nicht über die finanziellen Mittel verfügen!

3. Was versteht man unter 3D Praxis? Wo liegt die Zukunft der Zahnheilkunde in Österreich?

GMEINER: Was versteht man unter 3D Praxis?

DDR. GERALD JAHL: Die 3D Praxis ist modernste Medizintechnik und das absolute Optimum für den Patienten. Mit Durchführung einer dreidimensionalen Röntgenaufnahme genügt eine einzige Aufnahme, um ein vollständiges diagnostizierbares Bildvolumen der Zahn- und Kiefersituation des Patienten zu erhalten.
Wir können praktisch in das Innere der Knochen schauen. Wir können in das Innere der Kieferhöhle schauen. Wir können in das Innere der Zähne schauen. Wir sehen einfach Sachen, die in einem konventionellen Röntgen nicht sichtbar sind.
Egal ob es sich um die schwierige Lage eines Weisheitszahnes handelt, um im normalen Röntgen nicht sichtbare Entzündungen oder Beherdungen, oder auch um Abklärung der Ausgangssituation vor einer Behandlung mit Zahnimplantaten – der Patient ist auf der sicheren Seite, weil durch die 3D Technologie alle individuellen anatomischen Besonderheiten dargestellt werden.

> **WICHTIG ZU WISSEN**: *3D ist modernste Medizintechnik und das absolute Optimum für den Patienten. Durch die 3D Technologie können alle individuellen anatomischen Besonderheiten dargestellt werden, was eine sehr präzise Diagnostik ermöglicht.*

GMEINER: 3D Technologie ermöglicht also eine präzise Diagnostik. Welche Vorteile hat 3D noch?

DDR. GERALD JAHL: Behandlungsabläufe lassen sich veranschaulichen und dadurch verstehen Patienten Ihre Behandlung besser, einfach weil man es sehen kann. Das gibt den Patienten Sicherheit, weil sie Vertrauen in die Behandlung haben. Die Daten bleiben dokumentiert, auf Wunsch oder bei Bedarf erhält der Patient die 3D Darstellung zum Mitnehmen auf einem Datenträger.

3D dient einerseits zur Absicherung bei der Frage, was die beste Therapie für den Patienten ist. Andererseits kann man mit 3D chirurgische Eingriffe, die im Mund stattfinden, perfekt planen.

GMEINER: Wie setzen Sie 3D in der Implantologie ein?

DDR. GERALD JAHL: Grundlage ist eine 3D Aufnahme des Patienten. Nach Erstbeurteilung der knöchernen Situation des Fundaments kann bei entsprechender Knochenmenge bereits am Computer die Planung erfolgen. Praktisch virtuell werden, entsprechend den Patientenwünschen. Bereits am PC werden die Implantate an der optimalen Stelle positioniert.

Auf dieser Basis wird dann, nach lediglich einer Abformung der beiden Kiefer, eine individuelle und passende Schablone modernst in einem Fräsverfahren (CAD-CAM) hergestellt. Diese Schablone trägt alle Informationen der Implantate (Länge, Dicke, Neigung, Position) bereits in sich – die Planung hat ja bereits am Computer stattgefunden.

Durch diese Tatsache wird aus einer Operation lediglich ein kleiner Eingriff, da nur mehr gestanzt wird und nicht mehr geschnitten. Der Eingriff, mit dem das Implantat – die Titan-Schraube, welche die Zahnwurzel ersetzt – eingesetzt wird, erfolgt mittels Stanzen schmerzfrei in lokaler Betäubung.

***WICHTIG ZU WISSEN**: Mit 3D kann man chirurgische Eingriffe, die im Mund stattfinden, perfekt planen. Dadurch wird der Eingriff, mit dem das Implantat – die Titan-Schraube, welche die Zahnwurzel ersetzt – eingesetzt wird, für den Patienten erheblich angenehmer.*

GMEINER: Was sind die Vorteile der 3D Praxis?

DDR. GERALD JAHL: Die Vorteile der 3D Praxis für den Patienten kann man in drei Punkten zusammenfassen. Erstens ist sie schonend: keine Blutung und keine Schwellung, kein Schnitt, keine Nähte, keine Wunde. Zweitens ist sie schnell: keine Schwellungen, daher kann der Patient schneller wieder aktiv sein. Drittens ist sie sicher: Computergestützt bedeutet noch mehr Sicherheit.

Ein weiterer Vorteil besteht bei entsprechendem Wunsch und gegebenen optimalen Möglichkeiten in der Tatsache, dass bereits am Tag der Implantation ein festsitzendes, fix verschraubtes Provisorium eingesetzt werden kann.

> **GUT ZU WISSEN**: *Die Vorteile der 3D Praxis für den Patienten:*
> *1. schonend: keine Blutung und keine Schwellung, kein Schnitt, keine Nähte, keine Wunde*
> *2. schnell: keine Schwellungen, daher kann der Patient schneller wieder aktiv sein*
> *3. sicher: Computergestützt bedeutet noch mehr Sicherheit*

GMEINER: Welche Fortschritte sind bei 3D noch zu erwarten?

DDR. GERALD JAHL: Wir erwarten große Fortschritte im Bereich der Vernetzung. Das heißt, bei der Planung der Implantate durch den Zahnarzt wird bereits der spätere Zahnersatz mitgeplant. Diese Dateien sind auch beim Zahntechniker bereits vorhanden. Über eine CAD-CAM-Maschine kann dieser Zahnersatz digital herausgefräst werden.
Im Ansatz ist diese Vernetzung bereits vorhanden, aber das wird sich sicher weiter verbessern. Da gibt es eine große Nachfrage von Seiten der Patienten. Indem wir den Zahnersatz über einen digitalen Scan verarbeiten, können wir dem Patienten den Abdruck ersparen. Diese Computerdatei bekommt dann der Zahntechniker, der dann – ebenfalls am Computer – den Zahnersatz formt. Das hat es vor 15 Jahren noch nicht gegeben.

GMEINER: Welche Fortschritte gab es in der Implantologie? Wo ist sie heute besser, effektiver, genauer, als sie vor 20 Jahren war?

DDR. GERALD JAHL: Wir sind durch die Diagnostik genauer geworden. Durch das 3D-Röntgen können wir in den Knochen hinein sehen. Wir können alles auf den Zehntel Millimeter ausmessen. Wir können alle anatomischen Variationen sehen. Wir können Gefäße und Nerven darstellen. Wir wissen, wo sich etwas befindet. Wir können alles genau anpassen.

Wir sind durch die Verbindung der Computertomografie mit einer anderen Software in der Lage, spezielle Schienen zu produzieren, wo wir am Computer simulierte Zahnimplantatoperationen bereits so planen können, dass wir die danach live so umsetzen können. Sprich man gibt Bohrschablonen, wo Lage, Position und Neigung der Zahnimplantate bereits vorgegeben ist, in den Mund des Patienten und kann dann die Zahnimplantate setzen, ohne dass man irgendeine Art eines Schnittes etc. dazu braucht. Das geht nicht immer, muss man dazu sagen, aber das geht in einem Großteil der Fälle.

> **GUT ZU WISSEN**: *NobelGuide™ verbindet Computertomografie mit einer anderen Software. Dadurch kann man eine Bohrschablone erstellen, mit denen Zahnimplantate ohne Schnitte und erheblich schneller gesetzt werden können.*

GMEINER: Wo wird die Zukunft liegen?

DDR. GERALD JAHL: Kleinere, noch schmälere Implantate. Es gibt schon jetzt Mini-Implantate, die wesentlich dünner im Durchmesser sind. Damit können wir im zahnlosen Kiefer – in den allermeisten Fällen sogar ohne Schneiden, ohne Nähen – binnen zwanzig Minuten in lokaler Betäubung einen Patienten sehr glücklich machen.

> **GUT ZU WISSEN**: *Mini-Implantate sind wesentlich dünner im Durchmesser. Sie eignen sich auch für Patienten, deren Kieferknochen für den Einsatz von klassischen Implantaten nicht geeignet ist. Durch den minimalen Eingriff ist mit deutlich weniger postoperativen Beschwerden zu rechnen als bei konventionellen Implantaten. Außerdem sind Mini-Implantate kostengünstiger.*

DDR. GERALD JAHL: Die Zukunft wird auch anders beschichtete Implantate bringen.

GMEINER: Warum?

DDR. GERALD JAHL: Weil das ein großer Forschungspunkt ist. Titan als bioinertes Material gibt es gestrahlt, säuregeätzt und in anderen Ausführungen. Wir brauchen eine leicht raue Oberfläche.
Der neueste Forschungsansatz ist, dass es Implantate gibt, die mikroskopisch kontinuierlich Fluor oder andere Substanzen abgeben, um den Knochenstoffwechsel anzuregen. Das wird ein Schwerpunkt der Forschung sein.
Ein anderes Highlight in der Forschung werden Zirkonimplantate sein, das sind Keramikimplantate. Vor einigen Jahren waren Zirkonimplantate en vogue, mangels schlechter Erfolge hat es dazu geführt, dass wir nicht mehr über sie sprechen, aber ich denke, dass die Wissenschaft in 10 Jahren so weit sein wird, dass auch Zirkonimplantate stabile Implantate sein werden. Das wird insofern interessant, dass wir keine metallenen Implantate mehr verwenden, sondern keramische Implantate.

GMEINER: Was ist der Unterschied?

DDR. GERALD JAHL: Viele Patienten haben den Anspruch, dass sie kein Metall im Mund haben wollen.
Für den Implantologen macht es keinen Unterschied, ob das Implantat metallisch ist oder weiß glänzend.

GMEINER: Sind Implantate in den letzten Jahren billiger geworden? Die Behandlung hat sich in den letzten Jahren doch sehr verbreitet?

DDR. GERALD JAHL: Implantate sind bereits jetzt um einiges billiger, weil wir mit wenig Implantaten viel mehr machen können. Die Methode der Stunde heißt All-on-4™.
Implantate werden noch deutlich kostengünstiger werden als jetzt. Ich kann mir eine 20- oder 30-prozentige Preisreduktion durchaus vorstellen, weil es sich um eine sehr häufig durchgeführte Standardtherapie handeln wird.

GMEINER: Hat sich die Behandlungszeit verkürzt, weil sich durch die neuen Technologien Implantate schneller und präziser setzen lassen?

DDR. GERALD JAHL: Implantationen haben sich deutlich verändert. Vor fünf Jahren wurden in Österreich etwa 20.000 Implantate pro Jahr gesetzt, heute liegen wir bei 100.000 pro Jahr. Natürlich haben sich auch das Equipment, die Ausstattung, die Ausbildung der Leute geändert. Dadurch ist der Faktor Zeit sicher reduziert worden.

4. Fragen zu Implantaten an DDr. Gerald Jahl

GMEINER: Was ist ein Zahnimplantat?

DDR. GERALD JAHL: Implantat ist nicht gleich Implantat! Wichtig ist, dass es sich um Markenimplantate der Premiumqualität handelt, die man sich ja immerhin in den Körper einsetzen lässt. Vergleichbar mit der Marke Mercedes in der Automobil-Industrie. Diese Anti-Allergieimplantate sind dann wissenschaftlich belegt, erforscht, erfolgreich und damit sicher.
Solch ein Implantat ist also eine medizinische Schraube aus Titan. Das Implantat ersetzt eine fehlende Zahnwurzel, also den Teil des Zahnes, der im Kiefer war. Das Implantat wird eingesetzt und heilt dann absolut verknöchert ein und dient als Verankerung für verschiedene Arten des Zahnersatzes.
Vor einer implantologischen Behandlung braucht man heutzutage wirklich keine Angst mehr haben – es ist ein Routineeingriff! Zahnimplantate werden nämlich zärtlich, schonend und vorsichtig eingebracht.

GMEINER: Sind Zahnimplantate erfolgreich?

DDR. GERALD JAHL: Markenimplantate sind sehr erfolgreich, sie heilen zu 98 % ein. Die Erfolgsquote nach 10 Jahren liegt bei bis zu 95 %. Eines der verlässlichsten Verfahren der gesamten Medizin.

GMEINER: Wie viel kosten Implantate?

DDR. GERALD JAHL: Die Kosten hängen von verschiedenen Faktoren ab. Wie z.B. Patientenwunsch und Ausgangssituation. Durch einen schriftlichen Kostenvoranschlag kann sich der Patient ein genaues

Bild machen. Generell gilt: Viele Lösungen sind deutlich günstiger als man denkt. Der Standardpreis in Österreich laut Zahnärztekammer liegt bei 1.088 Euro, überall nachzulesen. Dieser Richtwert darf um 20-30 % überschritten und auch unterschritten werden, alles abhängig vom Schwierigkeitsgrad des konkreten Behandlungsfalls.

GMEINER: Für wen eignen sich Zahnimplantate?

DDR. GERALD JAHL: Jeder Patient, der aufgrund eines Unfalls, einer Erkrankung oder aufgrund von Karies ein oder mehrere Zähne verloren hat, ist grundsätzlich ein Kandidat für erfolgreiche Implantate. Hauptkriterium ist immer die restliche bestehende Knochenmasse, also das sogenannte Fundament ...

GMEINER: Eignen sich Implantate auch für ältere Menschen?

DDR. GERALD JAHL: Grundsätzlich spielt das Alter keine Rolle. Wer gesund genug ist, sich einen Zahn ziehen zu lassen, ist auch gesund genug ein Implantat zu erhalten.

GMEINER: Wie ist das mit Osteoporose?

DDR. GERALD JAHL: Zur Beruhigung: Osteoporose an sich ist keine Erkrankung, die Zahnimplantate unmöglich macht, da die Osteoporose den Kieferknochen *so nicht* befällt. Betroffen sind meistens Wirbelkörper und Oberschenkelknochen. Kieferknochen hat einen ganz anderen Stoffwechsel als andere Knochen, eine andere Umbaurate und Umbaugeschwindigkeit.
Osteoporose an sich ist kein Grund auf Implantate verzichten zu müssen, die Medikamente, die eventuell dagegen eingenommen werden, sollten Sie unbedingt mitteilen. Es gibt gewisse Medikamente die, abhängig von der Art und Dauer der Einnahme, gegen Zahnimplantate sprechen könnten. Bitte, wie immer bei Medikamenten, eine gute Beratung und Abklärung einholen.

GMEINER: Welche Vorteile hat ein Zahnimplantat gegenüber einer Zahnprothese bzw. einer Brücke?

DDR. GERALD JAHL: Wenn man den gesamten Zahn (Krone und Wurzel) verliert, kann das Gesicht durch Abbau des Kieferknochens älter aussehen. Zahnimplantate verhindern diesen Vorgang.
Bei einer Brücke müssen Zähne in Durchmesser und Höhe abgeschliffen werden, um die Brücke zu verankern. Bei einem Implantat kann davon abgesehen werden.
Das Implantat ist stabil, keine losen Teile, und angenehm im Gefühl. Nach dem Einsetzen ist keine Anpassung erforderlich. Das Implantat kann ein Leben lang halten, das Gefühl entspricht dem eigenen Zahn, also kein Fremdkörpergefühl.

GMEINER: Welche Argumente sprechen für Zahnimplantate?

DDR. GERALD JAHL: Implantate gleichen in Aussehen, Gefühl und Funktion dem natürlichen Zahn. Das heißt: Sie sehen völlig natürlich aus und fühlen sich auch so an. Essen, reden, lachen, schmecken, küssen (auch darüber zu reden ist wichtig) – alles so wie früher.

GMEINER: Kann man mit der gleichen Kraft und dem gleichen Druck abbeißen und kauen wie mit natürlichen Zähnen?

DDR. GERALD JAHL: Ja, die Lebensqualität und Funktion ist zur Gänze wieder hergestellt ...

GMEINER: Wie lange dauert das Einsetzen eines Implantates?

DDR. GERALD JAHL: Der Eingriff dauert 15-20 Minuten. Das Verfahren wird meistens in 2 Schritten durchgeführt. Nach dem Einsetzen des Implantates sollte dieses 2 bis 6 Monate im Kieferknochen einheilen, sprich verknöchern. Während dieser Zeit erhält der Patient auf Wunsch oder Notwendigkeit ein Provisorium. Danach kann die endgültige Versorgung angefertigt werden.
Bei modernen Verfahren wie Navigation, bei gewissen Voraussetzungen und bei Mini-Implantaten wird bei optimalem Verlauf in einer Sitzung das Implantat gesetzt und der festsitzende Zahnersatz eingegliedert. Manchmal macht es auch Sinn, bereits bei der Entfernung des Zahnes ein Implantat zu setzen.

GMEINER: Tut die Behandlung weh?

DDR. GERALD JAHL: Die Spritze der lokalen Betäubung tut kurz weh und ist unangenehm, wie eine Spritze halt – die Behandlung dann ist schmerzfrei.

Schmerzen nach dem Eingriff werden erfolgreich durch verschriebene Schmerzmittel bekämpft. Der Verlauf nach dem Eingriff ist unspektakulär, ein gut gesetztes Implantat verursacht keine Schmerzen, die durch ein Schmerzmittel nicht zu bekämpfen wären.

Die meisten Patienten berichten, dass sie sich während und nach der Behandlung weit besser fühlten, als sie erwartet hatten.

GMEINER: Wie fühlt man sich nach der Behandlung?

DDR. GERALD JAHL: Einige kleinere Blutergüsse und Schwellungen am Zahnfleisch und im Bereiche der Wunde sind normal. Schmerzen oder besser Druckgefühl werden mit Medikamenten sehr gut behandelt. Nach einem einzelnen Implantat können die meisten Patienten am nächsten Tag bereits wieder Ihrer gewohnten Tätigkeit nachgehen. Kühlen macht Sinn für 2 Tage.

GMEINER: Wie pflegt man Implantate?

DDR. GERALD JAHL: Genauso wie die natürlichen Zähne, einfach noch ein wenig besser. In regelmäßigen Abständen, üblicherweise 2x im Jahr, sollte man alles kontrollieren lassen.

GMEINER: Halten Implantate ewig? Funktioniert das alles zu 100 %?

DDR. GERALD JAHL: Nichts hält ewig auf der Welt, vor allem ist so etwas nicht abzusehen. Kein noch so exklusives Auto, kein Geschirrspüler, keine noch so teure Ledergarnitur hält ewig. Und wir wissen auch nicht, wie lange ein gesunder Zahn halten wird.

Was wir wissen ist: Ein Implantat kann ein Leben lang halten, so wie ein natürlicher Zahn. Wissenschaftliche Daten belegen das. In der Regel funktioniert eine gut geplante und durchgeführte Implantatbehandlung genau wunschgemäß, wie vorab als Wunschergebnis gemeinsam besprochen.

Die Erfolgsstatistik nach 10 Jahren ist bei bis zu 95 % extrem hoch. Eine Behandlung am Menschen kann niemals zu 100 % funktionie-

ren, wir sind mit 98 % Einheilungserfolg aber sehr nahe dran. Das Verfahren ist eines der sichersten Verfahren in der gesamten Medizin.
Wissenschaftliche Studien beweisen es immer wieder – Dank moderner 3D-Computerplanung können Zahnimplantate heute in erfahrenen Händen unter Beachtung gewisser Grundsätze eine der sichersten Medizinbehandlungen überhaupt sein. Auch, weil heute in vielen Fällen durch moderne, minimalinvasive Eingriffe Implantate sehr schonend eingesetzt werden, bei Bedarf schon gänzlich ohne Schnitte und auch ohne Nähte. Jedoch erfordert dies neben neuester Technik auch Erfahrung des Behandlers und höchste Präzision in der Planung und Durchführung des Eingriffs.
Jeder Patient ist sehr individuell und auch die Art der Therapie ist sehr auf den einzelnen Patienten abgestimmt. Nicht jede Therapie ist für jeden Patienten geeignet und es sollte allen Behandlern klar sein, dass Zahnimplantate auch kein Allheilmittel sind. Alternative Behandlungsarten müssen im Sinne des einzelnen Patienten auch überlegt und angeboten werden, und es muss seitens der Zahnärzte akzeptiert werden, dass man nicht gänzlich kritiklos nur rein implantologisch orientierte Zahnmedizin betreiben darf.
Das Zahnimplantat darf nicht und niemals unser oberstes und einziges Ziel sein, vor dieser Einstellung und Entwicklung in den letzten Jahren muss ich einfach warnen. Moderne Medizin darf nicht zur kritiklosen Behandlung jedes Patienten mit Zahnimplantaten führen! Und das müssen wir auch unseren zahlreichen Patienten vermitteln! Unter Beachtung gewisser Grundsätze sind Zahnimplantate in erfahrenen Händen aber tatsächlich eine der erfolgreichsten Behandlungsarten in der gesamten Medizin.
Und ja, deshalb gibt es für mich tatsächlich die 10 Gebote der Implantologie!

Die Hitparade der 10 größten Irrtümer der Österreicher zum Thema Implantate

GMEINER: Ich habe hier die Hitparade der 10 größten Irrtümer der Österreicher zum Thema Implantate. Was sagen Sie dazu?

Aussage 1: Implantate gehen bei mir nicht.

DDR. GERALD JAHL: Diese Meinung hat ein Patient vermutlich von einem zahnärztlichen Kollegen bekommen, der aus welchen Gründen auch immer Implantate als exotisch betrachtet bzw. in seiner Ordination gar nicht anbietet.
Natürlich wird ein Zahnarzt, der Implantate nicht anbietet, einen Grund nennen müssen, warum er eine andere Therapie vorschlägt, obwohl der Patient dezidiert nach Implantaten fragt. Dieser Standardsatz kommt oft von Zahnärzten, die sehr wenig mit Implantologie zu tun haben und dem Patienten lieber eine hochwertige Prothese machen. Prinzipiell können wir heutzutage bei jedem gesunden Patienten implantate machen, es kann natürlich mit Aufwand verbunden sein, aber es ist möglich.

Aussage 2: Implantate vertrage ich nicht.

DDR. GERALD JAHL: Ich finde, das ist eines der interessantesten Statements, die es gibt. Die Angst, Implantate nicht zu vertragen, kommt meistens daher, weil jemand von der Nachbarin gehört hat, dass die das Implantat nicht vertragen hat und verloren hat.
Nicht vertragen ist häufig eine Ausrede von Behandlern, die Implantate setzen, aber nicht viel Erfahrung auf diesem Gebiet haben. Die setzen zum Beispiel Implantate in einen schlechten Knochen und diese Implantate gehen dann tatsächlich verloren. Diese zahnärztlichen Kollegen argumentieren als Selbstschutz mit der Tatsache, dass immer der Patient Schuld haben muss. Daher kommt die Aussage des Zahnarztes: Das haben Sie halt nicht vertragen. Diese Aussage nimmt der Patient mit nach Hause.

GMEINER: Zur Verträglichkeit von Implantaten gibt es Studien, oder?

DDR. GERALD JAHL: Ja. In der gesamten Medizin muss man sich vorstellen: Alles was ein Jahr ist, das ist gar nichts. Wir können Sachen aber auch nicht über 100 Jahre betrachten, weil die menschliche Lebensdauer nicht so viele Jahre beträgt. Deswegen hat sich eingebürgert, immer einen Beobachtungszeitraum von 10 Jahren zu nehmen und auch nicht darüber hinaus zu gehen.

Die Zahnimplantate, die vor 12 Jahren implantiert wurden, sind mittlerweile so verbessert worden, dass es sie nicht mehr gibt. Das heißt, es macht keinen Sinn, weil sie nicht noch einmal verwendet werden.

Wir wissen mittlerweile, wenn wir einen Durchschnitt angeben zwischen Ober- und Unterkiefer und eine 10 Jahres-Überlebensrate der Implantate anschauen, dann bewegen wir uns im Bereich von 90 bis 95 % der Implantate, die nach 10 Jahren nach wie vor im Mund ihre Funktion erfüllen. Es ist eine sehr erfolgreiche und patientenfreundliche Therapie, bezüglich Erfolgsrate gibt es viele Studien und viele teilweise unterschiedliche Zahlen. Fakt ist: Zahnimplantate sind erfolgreich!

Aussage 3: Ich habe Angst vor Implantaten wegen der Schmerzen.

DDR. GERALD JAHL: Eine Implantatbehandlung ist eine invasive Behandlung, wo eine künstliche Zahnwurzel in den Knochen eingebracht wird. Das bedarf einer guten lokalen Betäubung. Wir brauchen heutzutage keine Narkose, aber wir brauchen eine gute und intensive lokale Betäubung, um eine vernünftige Schmerzfreiheit gewährleisten zu können. Die ist in der Tat möglich.

Alles, was wir an Menschen machen, tut weh. Das ist einfach eine Tatsache. Das betrifft nicht nur Implantate, sondern auch andere Zahnbehandlungen. Wir Menschen bestehen aus Nerven und aus Nervenbahnen. Wenn wir diese Nerven nicht blockieren, dann tut auch eine Füllungstherapie weh. Wenn wir zu wenig an lokaler Betäubung einsetzen, dann wird eine Behandlung wehtun.

Viele Zahnärzte haben allerdings großen Respekt vor dieser sogenannten Spritze und versuchen, das reduziert einzusetzen.

GMEINER: Warum?

DDR. GERALD JAHL: Jede lokale Betäubung ist ein Medikament, das auf das Herz-Kreislaufsystem wirkt. Das bedeutet aber nicht, dass es das Herz positiv oder negativ beeinflusst. In Kombination mit anderen Faktoren oder Zusatzstoffen kann es aber dazu führen, dass die Herztätigkeit beeinträchtigt wird.

GMEINER: Wie handeln Sie das?

DDR. GERALD JAHL: Ich habe eine sehr gute Beziehung zu lokalen Betäubungen und man kann den Patienten medizinisch relativ gut einschätzen. Anhand des Gespräches, das man mit dem Patienten führt, anhand der Medikamentenliste und seiner Vorerkrankungen weiß man ganz genau, was er wie vertragen kann. Ich war außerdem lange in Krankenhäusern und auf Intensivstationen als Arzt tätig und auch Notarzt.

GMEINER: Was machen andere Zahnärzte nicht so gut bei lokaler Betäubung?

DDR. GERALD JAHL: Manche sind wie gesagt übervorsichtig und setzen das Betäubungsmittel zu reduziert ein. Ein weiteres Thema haben wir vorher schon angesprochen, nämlich dass die Kassenärzte sehr wenig Zeit für den Patienten haben und die Spritze nicht lang genug wirken lassen. Aus diesen Gründen kann eine Behandlung schmerzvoll sein.

Aussage 4: Implantate ist eine große Operation.

DDR. GERALD JAHL: Die Leute glauben ja, dass sie ins Krankenhaus müssen, wenn sie sich ein Implantat machen lassen. Dieses Vorurteil begegnet mir auch bei Weisheitszähnen. Leute sind ganz erstaunt, wenn ich ihnen sage, dass die Behandlung direkt in der Praxis erfolgt und dass es nur eine lokale Betäubung dazu braucht.
Ich kann dieses Argument nur so verstehen, dass es psychologisch als große Operation verstanden wird, weil man generell Behandlung im Mund nicht will. Wenn man sich im Kopf auch noch vorstellt, dass da geschnitten und genäht wird, dann ist das im Kopf des Patienten ein sehr großer Eingriff.

Tatsache ist aber, Implantate zu setzen ist keine große Operation. Die meisten Implantate sind Standardimplantate und wirklich sehr kleine Eingriffe. Alles, was nichts mit Thema Knochenaufbau zu tun hat, ist als Eingriff und nicht als Operation zu bezeichnen.

GMEINER: Und es geht schnell. Sie sagten, eine All-on-4™ Behandlung dauert nur eine Stunde.

DDR. GERALD JAHL: Ohne Computernavigation dauert der Eingriff etwa eine gute Stunde, um alle vier Implantate zu setzen. Wenn wir den Eingriff computernavigiert machen, sind wir deutlich unter einer Stunde. In dieser kurzen Zeit setzen wir im zahnlosen Kiefer vier Implantate, die eine ganze Brücke tragen. Danach steht der Patient auf und geht nach Hause.

Aussage 5: Ich bin zu alt für Implantate.

DDR. GERALD JAHL: Ja, manche Patienten hören das von ihrem Zahnarzt. Als zweite Aussage kommt meist, dass der Kieferknochen schon zu alt wäre und dadurch porös oder nicht mehr stark genug. Dieses Argument müssen wir entkräften, weil wir gerade im Bereich des Kiefers nicht viele Unterschiede zwischen einem 30-Jährigen oder 50-Jährigen sehen. Der Knochenstoffwechsel im Bereich des Kiefers ist nicht zu vergleichen mit dem Stoffwechsel im Bereich der langen Röhrenknochen wie Oberschenkel oder im Bereich der Wirbelkörper. Deswegen haben wir zum Beispiel Osteoporose im Bereich des Oberschenkels oder im Bereich der Wirbelkörper, was dramatische Folgen haben kann, aber da wir im Kiefer einen ganz anderen, auch zeitlich ganz anderen Knochenstoffwechsel haben, gibt es im Kieferbereich keinen wirklich ganz schlechten Knochen. Es gibt vielleicht zu wenig Knochen oder zu weichen Knochen, aber es gibt keinen schlechten Knochen.

GMEINER: Was heißt zu wenig Knochen?

DDR. GERALD JAHL: Wenn wir ein Mindestmaß an Breite und Höhe nicht zur Verfügung haben. Als Faustregel kann man sagen, für Implantate braucht man einen mindestens 6 Millimeter breiten Kieferknochen und eine Höhe von zumindest 8 Millimeter. Das ist in der Regel gegeben.

Aussage 6: Für Implantate ist mein Kiefer zu schwach. Ich habe keinen Knochen.

DDR. GERALD JAHL: „Ich habe keinen Knochen", das gibt es wohl auch, aber das ist sehr selten. Ich hatte mehrere Patienten, die sich zur Beratung angemeldet haben, weil man ihnen bei einer anderen Beratung gesagt hatte, sie bräuchten unbedingt einen Knochenaufbau. Ich habe in der Diagnose festgestellt, dass Knochenaufbau in keinster Weise notwendig war. Diese Patienten waren einerseits sehr froh darüber, andererseits verwundert über die Aussage des Vorbehandlers.

Ich vermute, solche Aussagen von anderen Behandlern kommen daher, dass ihre Möglichkeiten der Diagnostik nicht so gut sind oder dass sie nicht so viel Erfahrung mit dem Thema haben oder dass der Behandler das als unsicher eingestuft hat und deshalb lieber auf die Implantatbehandlung verzichtet hat.

GMEINER: Sie haben in einem Vortrag gesagt, dass man früher häufig und über lange Zeit Knochenaufbau betrieben hat.

DDR. GERALD JAHL: Ja, das war sehr modern. In meiner Ausbildung musste ich den Knochenaufbau beherrschen, bevor ich Implantate setzen durfte. Dadurch habe ich Knochenaufbau von der Pike auf gelernt, das war sicher kein Fehler. Damals war die Lehrmeinung, wir brauchen einen Zentimeter Knochen in der Breite und 15 Millimeter in der Höhe. Das hat mit der heutigen Praxis in der Implantologie nichts mehr zu tun. Die Methoden haben sich massiv geändert. Knochenaufbau wird nur noch dort gemacht, wo es wirklich unumgänglich ist und wirklich keine andere Möglichkeit gibt.

GMEINER: „Damals" bedeutet, dass man vor 10 oder 15 Jahren noch massiv Knochenaufbau betrieben hat, das liegt noch nicht sehr lang zurück. Hat das mit den Vorurteilen gegenüber Implantaten zu tun?

DDR. GERALD JAHL: Ja, Knochenaufbau hat ein schlechtes Image. Damit werden wir noch lange zu tun haben, um das Image zu verbessern.

Aussage 7: Implantate sind extrem teuer.

DDR. GERALD JAHL: Teuer ist etwas, wo wir das Gefühl haben uns etwas zu leisten, was es aber nicht wert ist. Das ist bei Implantaten aber nicht der Fall. Man investiert einmal etwas und hat einen langjährigen Wegbegleiter, der imstande ist, gute Lebensqualität zu geben. Ich glaube, dass Implantate ihr Geld absolut wert sind.

Aussage 8: Keine Implantate bei Diabetes, Osteoporose, Rheuma.

DDR. GERALD JAHL: Sowohl Patienten als auch Allgemeinmediziner haben Vorbehalte und meinen, dass Patienten mit Rheuma oder Osteoporose keine Implantate bekommen sollen. Dasselbe Vorurteil gilt bei Rauchern und bei Diabetes.
Fakt ist, wir müssen uns den Einzelfall immer genau anschauen.
Zum Beispiel Diabetes: Es gibt heute im Gegensatz zu früher fast keinen schlecht eingestellten Zuckerkranken mehr. Die Therapie und die Diagnostik haben sich einfach geändert. Vor 10 Jahren gab es noch sehr häufig Zuckerentgleisungen, an denen Patienten gestorben sind. Das passiert heute nicht mehr, oder nur noch selten. Wir wissen, bei Diabetes ist die Wundheilung eine sehr schlechte, das ist aber heute kaum noch der Fall, weil die Therapie gut eingestellt ist.
Bei Rauchern war man jahrelang der Meinung, das Rauchen ist der größte Horror überhaupt und verursacht alle möglichen Verluste. Wir wissen, dass bei Rauchern mehr Implantate verloren werden oder nicht einheilen als bei Nichtrauchern, allerdings ist der prozentuelle Anteil überschaubarer geworden und bei entsprechender Aufklärung entscheidet der Patient selbst. Ich habe sehr viele Raucher implantiert und kaum negative Erfahrungen. Problematisch sind starke Raucher mit exzessivem Alkoholkonsum.

GMEINER: Warum?

DDR. GERALD JAHL: Weil Alkohol noch als Lösungsmittel dient und wir im Bereich des Stoffwechsels um die Implantate dadurch ein wirklich schlechtes Milieu bekommen. Dazu kommt, dass jemand, der viel raucht und viel Alkohol trinkt, oft auch seine Zähne schlecht putzt. Diese Kombination ist sehr heikel.

Bei Osteoporose gibt es einige Medikamente, wo wir aufpassen müssen. Das bedeutet aber ganz und gar nicht, dass Osteoporose-Patienten keine Implantate bekommen können. Hier entscheidet im Einzelfall die Medikation.

Diese Verteufelungen, dass man kein Implantat bekommen kann, weil man „das und das hat", sind heutzutage nicht mehr richtig.

Aussage 9: Implantate dauern ewig lang. Bis dahin habe ich keine Zähne.

DDR. GERALD JAHL: Früher waren die Einheilzeiten viel länger. Wir gehen heute viel mehr in Richtung Frühbelastung. Wir haben viel kürzere Einheilzeiten, wenn wir sofort ein festsitzendes Provisorium machen.

Leider gibt es noch Ordinationen, die ein Implantat setzen und den Patienten sagen, sie sollen die Prothese nicht tragen, weil auf das Implantat kein Druck ausgeübt werden darf. Wenn das passiert, hat das mit mangelnder Information des Behandlers zu tun.

Wie schon gesagt haben früher viel mehr Leute Knochenaufbauten gemacht, wodurch die gesamte Behandlung länger gedauert hat. Diese Zeiten sind Gott sei Dank vorbei, alle Patienten tragen ein Provisorium, haben also Zähne.

Aussage 10: Implantate zahlen sich bei mir ja nicht mehr aus.

DDR. GERALD JAHL: Diese Aussage hört man in Österreich sicher am häufigsten. Das sagen mittlerweile auch 55-Jährige und 60-Jährige: „Es zahlt sich nicht mehr aus, weil ich bin ja schon seit fünf Jahren in Pension." Eine eigenartige Logik haben wir da in Österreich, die mich immer schmunzeln lässt.

Implantate zahlen sich immer aus. Einer meiner Patienten hat sich mit 89 Jahren nach 10 Jahren Überlegungszeit zu Implantaten entschlossen. Innerhalb von einer Stunde haben wir ihn mit Mini-Implantaten und festsitzendem Zahnersatz versorgt. Das war der glücklichste Mensch, den man sich vorstellen kann. Erstens hatte er mir nicht so recht geglaubt, dass es wirklich nur eine Stunde dauern würde, zweitens war er skeptisch, ob das alles wirklich halten würde. Das Ergebnis war hervorragend.

Mir persönlich sind alte Menschen mit einem zahnlosen Kiefer ein besonderes Anliegen. Ich weiß, wie schnell und gut man diesen Menschen mit Implantaten helfen kann.

Die 20 häufigsten Fragen zum Thema Implantate

Frage 1: Was ist ein Zahnimplantat?

Implantat ist nicht gleich Implantat! Wichtig ist, dass es sich um Markenimplantate der Premiumqualität handelt, die man sich ja immerhin in den Körper einsetzen lässt. Vergleichbar mit der Marke Mercedes in der Automobil-Industrie. Diese Anti-Allergieimplantate sind dann wissenschaftlich belegt, erforscht, erfolgreich und damit sicher. Natürlich aber auch teurer als andere verwendete Implantate, die deutlich billiger angeboten werden können.

Solch ein Premium-Zahnimplantat ist also eine medizinische Schraube aus Titan. Das Implantat ersetzt eine fehlende Zahnwurzel, also den Teil des Zahnes, der im Kiefer war.

Das Implantat wird eingesetzt und heilt dann absolut verknöchert ein und dient als Verankerung für verschiedene Arten des Zahnersatzes. Ihr Körper macht also selbst, dass dieses Implantat mit Ihnen verwächst, fest verknöchert und ein Teil von Ihnen wird.

Vor einer implantologischen Behandlung braucht man heutzutage wirklich keine Angst mehr zu haben – es ist ein Routineeingriff! Zahnimplantate werden nämlich zärtlich, schonend und vorsichtig eingebracht.

Frage 2: Sind Zahnimplantate erfolgreich?

Markenimplantate sind sehr erfolgreich, sie heilen bei uns zu 99 % ein. Die Erfolgsquote nach 10 Jahren liegt bei bis zu 95 %. Eines der verlässlichsten Verfahren der gesamten Medizin.
Im Gegensatz dazu hier die Statistik von anderen Lösungen:
- Herkömmliche Brücken haben eine Erfolgsquote von ca. 80 % nach 10 Jahren, eine Einzelkrone von 70–75 %.
- Wird versucht, Zähne mit Wurzelfüllungen zu retten, dann überleben im Durchschnitt nur ca. 50 % die 10-Jahres-Spanne.

Deshalb ist das Zahnimplantat besser und erfolgreicher!

Frage 3: <u>Wieviel kosten Zahnimplantate?</u>

Die Kosten hängen von verschiedenen Faktoren ab, wie z.B. Patientenwunsch und Ausgangssituation. Es ist wichtig und fair, dass Patienten sich zum Thema Kostenfaktor auskennen.
Durch einen schriftlichen Kostenvoranschlag kann sich der Patient ein genaues Bild machen. Unsere Praxis bietet Ihnen eine faire und transparente Fixpreisgarantie.
Generell: viele Lösungen mit Zahnimplantaten sind deutlich günstiger und billiger als man denkt. Besonders Seniorenimplantate oder Miniimplantate im zahnlosen Kiefer sind eine günstige Behandlungsart.
Derzeit haben es Patienten der BVA besonders gut, denn diese Patienten erhalten einen sehr großen Zuschuss zu ihrer Behandlung mit Zahnimplantaten.

Frage 4: <u>Warum ist in Ungarn oder in Tschechien eine Implantatbehandlung viel billiger?</u>

Auch in Ungarn kostet ein Premiumimplantat, welches allgemein verwendet werden sollte, mittlerweile nur um 100 Euro weniger als in Österreich, das sollte man wissen. Die deutlich billigeren Angebote in Zeitungen oder auf diversen Homepages von zahnärztlichen Instituten in Ungarn beziehen sich halt leider nur auf unbekannte Implantatfirmen, und man sollte Äpfel mit Birnen nicht vergleichen. Es geht ja um Ihren Körper! In vielen Fällen können hilfesuchende Patienten dann in Österreich gar keinen Behandler finden, der ihnen im Bedarfsfall bei ungarischen Implantaten helfen kann.

Frage 5: <u>Für wen eignen sich Zahnimplantate?</u>

Jeder Patient, der aufgrund eines Unfalls, einer Erkrankung oder aufgrund von Karies ein oder mehrere Zähne verloren hat, ist grundsätzlich ein Kandidat für erfolgreiche Implantate.
Hauptkriterium ist immer die restliche bestehende Knochenmasse, also das sogenannte Fundament ...

Frage 6: Eignen sich Implantate auch für ältere Menschen? Wie ist das mit Osteoporose?

Grundsätzlich spielt das Alter keine Rolle. Wer gesund genug ist, sich einen Zahn ziehen zu lassen, ist auch gesund genug ein Implantat zu erhalten.
Osteoporose an sich ist kein Grund auf Implantate verzichten zu müssen, die Medikamente, die eventuell dagegen eingenommen werden, sollten Sie unbedingt mitteilen.
Es gibt gewisse Medikamente die, abhängig von der Art und Dauer der Einnahme, gegen Zahnimplantate sprechen könnten. Bitte, wie immer bei Medikamenten, eine gute Beratung und Abklärung einholen.

Frage 7: Welche Vorteile hat ein Zahnimplantat gegenüber einer Zahnprothese bzw. einer Brücke?

Wenn man den gesamten Zahn (Krone und Wurzel) verliert, kann das Gesicht durch Abbau des Kieferknochens älter aussehen. Zahnimplantate verhindern diesen Vorgang.
Bei einer Brücke müssen Zähne in Durchmesser und Höhe abgeschliffen werden, um die Brücke zu verankern. Bei einem Implantat kann davon abgesehen werden.
Das Implantat ist stabil, keine losen Teile, und angenehm im Gefühl. Nach dem Einsetzen ist keine Anpassung erforderlich. Das Implantat kann ein Leben lang halten, das Gefühl entspricht dem eigenen Zahn, also kein Fremdkörpergefühl.

Frage 8: Welche Argumente sprechen für Zahnimplantate?

Implantate gleichen in Aussehen, Gefühl und Funktion dem natürlichen Zahn. Das heißt: Sie sehen völlig natürlich aus und fühlen sich auch so an. Essen, reden, lachen, schmecken, unter Leute gehen und auch küssen (auch darüber zu reden ist wichtig) – alles so wie früher.

Frage 9: Kann man mit der gleichen Kraft und dem gleichen Druck abbeißen und kauen wie mit natürlichen Zähnen?

Ja, die Lebensqualität und Funktion ist effektiv und nachhaltig zur Gänze wieder hergestellt ...

Frage 10: Wie lange dauert das Einsetzen eines Implantates?

Der Eingriff dauert 15-20 Minuten.
Das Verfahren wird meistens in 2 Schritten durchgeführt. Nach dem Einsetzen des Implantates sollte dieses 2 bis 6 Monate im Kieferknochen einheilen, sprich verknöchern. Während dieser Zeit erhält der Patient auf Wunsch oder Notwendigkeit ein Provisorium. Danach kann die endgültige Versorgung angefertigt werden.
Bei modernen Verfahren wie Navigation, bei gewissen Voraussetzungen und bei Mini-Implantaten wird bei optimalem Verlauf in einer Sitzung das Implantat gesetzt und der festsitzende Zahnersatz eingegliedert.
Manchmal macht es auch Sinn, bereits bei der Entfernung des Zahnes ein Implantat zu setzen.

Frage 11: Tut die Behandlung weh?

Die Spritze der lokalen Betäubung tut kurz weh und ist unangenehm, wie eine Spritze halt – die Behandlung dann ist schmerzfrei.
Schmerzen nach dem Eingriff werden erfolgreich durch verschriebene Schmerzmittel bekämpft. Der Verlauf nach dem Eingriff ist unspektakulär, ein gut gesetztes Implantat verursacht keine Schmerzen, die durch ein Parkemed nicht zu bekämpfen wären. Die meisten Patienten berichten, dass sie sich während und nach der Behandlung weit besser fühlten, als sie erwartet hatten.

Frage 12: Wie fühlt man sich nach der Behandlung?

Einige kleinere Blutergüsse und Schwellungen am Zahnfleisch und im Bereiche der Wunde sind normal. Schmerzen oder besser Druckgefühl werden mit Medikamenten sehr gut behandelt. Nach einem einzelnen Implantat können die meisten Patienten am nächsten Tag bereits wieder Ihrer gewohnten Tätigkeit nachgehen. Kühlen macht Sinn für 2 Tage.

Frage 13: Wie pflegt man Zahnimplantate?

Genauso wie die natürlichen Zähne. In regelmäßigen Abständen, üblicherweise 2x im Jahr, sollte man alles kontrollieren lassen und eine Mundhygiene machen lassen.

Frage 14: <u>Wie ist das mit einem Knochenaufbau?</u>

Man versucht heutzutage so wenig zu operieren, wie notwendig. Weniger ist das neue Mehr! In vielen Fällen kann man durch gute fachliche Planung und durch Zeitmanagement/Koordination einen Knochenaufbau gänzlich vermeiden. In den seltenen Fällen, wo es unumgänglich ist, sind Sie bei uns dann aber wirklich gut aufgehoben! Wir sind hier wirklich sehr erfahren. Und dann ist die ganze Geschichte wirklich nur halb so schlimm, versprochen!

Frage 15: <u>Halten Implantate ewig? Funktioniert das alles zu 100 %?</u>

Nichts hält ewig auf der Welt, vor allem ist so etwas nicht abzusehen. Kein noch so exklusives Auto, kein Geschirrspüler und keine noch so teure Ledergarnitur hält ewig.
Und wir wissen auch nicht wie lange ein gesunder Zahn halten wird.
Was wir wissen ist: Ein Implantat kann ein Leben lang halten, so wie ein natürlicher Zahn. Wissenschaftliche Daten belegen das.
In der Regel funktioniert eine gut geplante und durchgeführte Implantatbehandlung genau wunschgemäß, wie vorab als Wunschergebnis gemeinsam besprochen. Eine Behandlung am Menschen kann niemals zu 100 % funktionieren, wir sind mit 98 % Einheilungserfolg aber sehr nahe dran. Die Erfolgsstatistik nach 10 Jahren ist bei bis zu 95 % extrem hoch. Das Verfahren mit Zahnimplantaten ist eines der sichersten Verfahren in der gesamten Medizin.

Frage 16: <u>Können Implantate auch ohne Zahnfleischschnitt gesetzt werden?</u>

Unter gewissen Voraussetzungen ist das möglich. Durch die computerassistierte 3D-Planung können wir den Eingriff individuell auf Sie anpassen und so auch in den meisten Fällen schonend ohne Skalpell arbeiten, also nur Stanzen!

Frage 17: <u>Rauchen und Implantate: Können Implantate gesetzt werden, obwohl ich Raucher bin?</u>

Implantate können und dürfen auch bei Rauchern eingesetzt werden. Raucher haben allerdings ein höheres Risiko für Entzündungen am

Implantat, deswegen sind eine gute Mundhygiene und die regelmäßige Kontrolle in unserem Prophylaxe Center bei Rauchern noch wichtiger.

Frage 18: In welchen Fällen gehen Implantate verloren?

In seltenen Fällen verwächst ein gesetztes Implantat nicht mit dem Knochen. Das Implantat kann dann nach einiger Zeit neu gesetzt werden. Implantate könnten auch verloren gehen, wenn sie Fehlbelastungen ausgesetzt sind. Entzündungen am Implantat (Periimplantitis) müssen früh genug festgestellt werden und entsprechend behandelt werden. So kann ein Verlust des Implantates verhindert werden. Unsere Patienten in Eggenburg sind risikofreie Patienten mit einer Implantatgarantie.

Frage 19: Wie kann man die Entstehung von Entzündungen an Implantaten vermeiden?

Bei regelmäßiger Durchführung unserer speziell auf sie abgestimmten Implantat Prophylaxe und Optimierung ihrer Mundhygiene erreichen wir eine langfristige Entzündungsfreiheit.

Frage 20: Wie kann ich am selben Tag feste und neue Zähne erhalten?

Das geht in der Tat. Entweder über Miniimplantate im zahnlosen Kiefer eine sofortige Prothesenstabilisierung oder über 4 konventionelle Implantate eine festsitzende Lösung nach dem All-on-4-Konzept.
Das innovative All-on-4-Konzept ist eine schonende und langfristige Lösung für mehr Lebensqualität. Die All-on-4®-Methode ermöglicht Patienten mit zahnlosem Kiefer oder nicht mehr erhaltungswürdiger Restbezahnung, auf den langwierigen Knochenaufbau zu verzichten. Die sofortige Belastung Ihrer neuen festen Zähne ist bereits unmittelbar nach der Operation gegeben.
Dank unserer innovativen Behandlungsmethoden ist die eigentliche Operation nach einem Tag überstanden. Am selben Tag können Sie mit Ihrem implantatgetragenen Zahnersatz wieder zubeißen.
Die Königsdisiplin zum Thema Zahnimplantate.

Der Kostenpunkt und Kostenfaktor bei Zahnimplantaten

Der Kostenpunkt bei Zahnimplantaten ... fair und transparent:
Alles über Kosten, Krankenkassen und steuerliche Möglichkeiten!

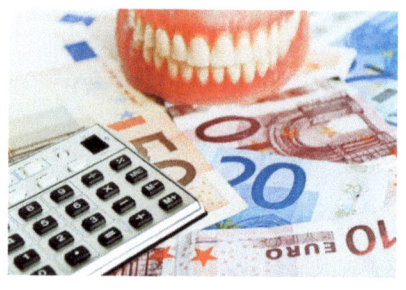

Zahnimplantate unterliegen zur Sicherheit des Patienten dem Medizinproduktegesetz, so dass ISO-Zertifizierung, CE-Zeichen (EU-Gütesiegel) und Kontrollnummern Bestandteil des notwendigen Sicherheitsstandards für Patienten sind. Das gilt leider nicht für alle Implantate, die in Österreich und natürlich im Ausland verwendet werden. Es gibt über 400 Implantatsysteme, aber sicher nur 20 Systeme halten diesen erforderlichen Qualitätsstandard ein. Es gibt also zertifizierte Implantate, die auch Studienergebnisse haben und an medizinischer Forschung aktiv teilnehmen – und eben alle anderen Implantate!

Das alles wissen aber Patienten nicht. Premiumimplantate kosten natürlich auch mehr, da ja Entwicklung, Forschung, Fortschritt und Sicherheit für die Patienten dahinter steckt.

Deswegen kann man Äpfel mit Birnen auch nicht vergleichen und die Frage vieler Patienten, was denn da und dort ein Implantat kostet, sollte nicht dazu führen, sich nur wegen des billigeren Angebotes irgendeines Zahnarztes dort behandeln zu lassen.

Und Sie werden immer ein noch billigeres Angebot erhalten, wenn Sie zu verschiedenen Behandlern gehen. Das sollte aber nicht das Kriterium für Sie als Patient sein. Für Sie sollte die Qualität des Zahnimplantates, die ärztliche Kompetenz und Erfahrung des Behandlers im Vordergrund stehen!

„Das Gesetz der Wirtschaft verbietet es,
für wenig Geld viel Wert zu erhalten."
John Ruskin

„Geiz ist geil" ist zwar modern in unserer Gesellschaft, aber das kann in der Medizin nicht funktionieren. Und Implantate sind Medizin und nicht einfach irgendein Produkt wie eine unkomplizierte Krone auf eine vorhandenen Zahn oder eine Brücke auf Zähne. Das kommt ja nicht in Ihren Körper hinein, nicht in Ihren Kieferknochen. Das ist ein großer Unterschied in der Behandlungsart.

Unsere Tipps für Sie:

- Der Behandler sollte Ihnen auch als Mensch sympathisch sein, das ist wichtig! Schließlich sehen Sie den Behandler ja auch oft, auch nach Abschluss der Behandlung.
- Es macht, als Faustregel, wenig Sinn sich irgendwo behandeln zu lassen, wo die Distanz mehr als 100 km beträgt.
- Fragen Sie nach Erfahrung und Kompetenz des Behandlers. Fragen Sie, wie viele Implantate der Behandler insgesamt schon gesetzt hat und wie viele Implantate in der Ordination pro Jahr gemacht werden. Alles unter 50 Implantate pro Jahr ist keine Kompetenz in der Implantologie. Besser wären ab 100 Implantate pro Jahr. Das wäre Erfahrung.
- Fragen Sie nach der persönlichen Misserfolgsrate. Ein Behandler, der diese Zahl nicht auf das Komma kennt, oder Ihnen sagt, dass er keine Misserfolge hat, der ist kein erfahrener Zahnarzt im Bereich Implantate.
- Gibt es vor der Implantat-OP eine Abklärung mit einem 3D-Röntgen? Gibt es überhaupt so ein Gerät? Falls nicht, ist es wahrscheinlich keine erfahrene moderne Implantatpraxis.
- Klärt Sie der Behandler über Risiken und allfällige Alternativen auf? Gibt es einen schriftlichen detaillierten Heilkostenplan oder Aufklärungsbogen?
- Welche Implantate welcher Marke kommen zum Einsatz? Gibt es einen Implantatpass? (Quasi ein Typenschein) Sind es Premiumimplantate, die weltweit verwendet werden?
- Wie ist die Erreichbarkeit der Praxis nach der OP? Am Wochenende? Was tun bei Problemen oder Fragen?

Derzeit ist es erfreulicherweise so, dass BVA-Patienten einen sehr großen Zuschuss zu allen Versorgungen mit Zahnimplantaten und auch für Mundhygienebehandlungen erhalten! Das reduziert den Preis um gute 20-30 % für den Patienten. Das gilt sowohl für das Zahnimplantat, als auch für den Zahnersatz. In besonderen Fällen mit medizinischer Indikation erhöht sich hier der Zuschuss für das Implantat noch mehr. Vielleicht besteht ja eine Chance, dass dadurch auch andere Krankenkassen Zahnimplantate in Zukunft unterstützen, zumal diese Behandlung ja mittlerweile eine Standardtherapie geworden ist. Das wäre unsere Hoffnung für die Zukunft!

Bei nachweislich gegebener Indikation (Zustand nach Mundkrebs, Lippen-Kiefer-Gaumenspalten, große Verletzungen im Gesichtsschädelbereich und aber auch bei Fehlen eines Prothesenlagers im zahnlosen Kiefer, was den Halt einer Zahnprothese unmöglich macht) ist auch bei allen anderen Versicherungsträgern in Österreich eine gewisse Bezuschussung, nach Stellen eines schriftlichen Antrages durch den Behandler, vorgesehen und wird auch bewilligt. Die Höhe des Zuschusses ist sehr unterschiedlich und kann vorab nicht abgeschätzt werden.

Zahnbehandlung: Was sie kostet, was ersetzt wird

Leistung	Honorar-richtlinie[1]	Sozialversicherung		
		GKK	SVA	BVA
Prophylaxe (Mundhygiene, Zahnreinigung)	78,-	kein Zuschuss	30,- Zuschuss	35,- Zuschuss
Vollgusskrone, 3/4-Krone, Onlay	652,-	für 3/4 Krone, Onlay im Seitzahnbereich 49,28	305,-	100,-/200,-[2] Zuschuss
Brückenglied, Vollguss	478,-	kein Zuschuss	100,- Zuschuss	100,-/200,-[2] Zuschuss
Metallkeramikkrone (VMK) Standard	592,-	kein Zuschuss	512,-	100,-/200,-[2] Zuschuss
Metallkeramikkrone (VMK) individuell	798,-	kein Zuschuss	512,-	100,-/200,-[2] Zuschuss
Kunststoffmangelkrone	573,-	kein Zuschuss	100,- Zuschuss	100,-/200,-[2] Zuschuss
Vollkeramikkrone (Jacketkrone)	907,-	kein Zuschuss	100,- Zuschuss	100,-/200,-[2] Zuschuss
Teleskopkrone, Vollguss	905,-	nur in Verbindung mit ZE 152,50	331,39 Zuschuss	244,- Zuschuss
Teleskopkrone, verblendet	999,-	nur in Verbindung mit ZE 152,50	331,39 Zuschuss	244,- Zuschuss
einfache Implantation bei ausreichendem Knochenangebot ink. Verschlussschraube	1.058,-	kein Zuschuss	305,23 Zuschuss	ab 1. Juli: 350,-[3]
Kieferorthopädie abnehmbar:				
Diagnosepaket (Modellanalyse, Panoramaröntgen, Therapieplanung)	243,-	in Jahrespauschale inbegriffen	in Jahrespauschale inbegriffen	in Jahrespauschale inbegriffen
Diagnosepaket II	366,-	in Jahrespauschale inbegriffen	in Jahrespauschale inbegriffen	in Jahrespauschale inbegriffen
1. Behandlungsjahr	1.595,-	417,- Patientenanteil	902,-	166,80 Patientenanteil
2. Behandlungsjahr	1.280,-	417,- Patientenanteil	902,-	166,80 Patientenanteil
3. Behandlungsjahr	1.067,-	417,- Patientenanteil	902,-	166,80 Patientenanteil
Kieferorthopädie festsitzend:				
Gesamtbehandlung	5.744,-	333,60 Zuschuss pro Jahr	610,45 Zuschuss/Jahr	1.000,- Zuschuss/Jahr
Prothetik:				
totale Prothese	1.205,-	404,50 pro Kiefer Patientenanteil	809,-	161,80 Patientenanteil
Zahn pro Einheit	47,-	6,50 Patientenanteil	14,-	2,60 Patientenanteil

ZE = Zahnersatz; [1] Autonome Honorarrichtlinie der Österreichischen Zahnärztekammer (Auszug); [2] BVA-Leistungen ab 1. Juli 2014; [3] wenn medizinischer Sonderfall, bei Unentbehrlichke bisher 209,30 Euro Zuschuss, ab 1. Juli 700 Euro. Quelle: Österreichische Zahnärztekammer, WGKK, SVA, B

Zahnimplantate bzw. Implantate sind aber in vielen Fällen notwendige Medizin! Und viele Menschen, die das gar nicht ahnen oder wissen, haben in der Tat ein so reduziertes Prothesenlager und dadurch wirklich diesen Anspruch auf Unterstützung ...

In allen anderen Fällen, also im regulären Fall, leistet die Krankenkassa, außer die fortschrittliche und vorbildliche BVA, leider keinerlei finanzielle Unterstützung.

62 % der Patienten meinen, dass Zahnimplantate nur eine Sache für wirklich wohlhabende Menschen wäre!

Das stimmt so einfach nicht!

Viele Implantat-Lösungen sind doch deutlich günstiger und tatsächlich billiger als man glaubt.

Durch neue Produkte und Entwicklungen ist es jetzt schon möglich, auch einfache aber trotzdem äußerst zufriedenstellende Lösungen mit Implantaten anbieten zu können.

Besonders bei den häufigen Patienten mit einem Leidensdruck wegen einer nicht haltenden Unterkieferprothese kann man über nur 2 Implantate die Prothese günstig aber sicher verankern.

Zahnimplantate müssen nicht teuer sein, es gibt auch einfache und günstige Konzepte und Methoden bei uns in der Praxis.

Zusätzlich können wir in genau diesem Fall auch über Seniorenimplantate bzw. Mini-Implantate eine Lösung mit wirklich geringer finanzieller Belastung anbieten.

Es ist hier ein persönliches Gespräch leider unabdinglich, da es seitens der Zahnärztekammer strengstens verboten ist, eigene Preise zu nennen.

Es gibt aber eine Empfehlung der österreichischen Zahnärztekammer als Richtwert bezüglich Privatleistungen. Diese Honorarrichtlinien für alle zahnärztlichen Leistungen haben in allen Ordinationen für den Patienten sichtbar und zugänglich zu sein.

Hier ist dann zu lesen:

Kosten für 1 konventionelles Zahnimplantat laut AHR 2016/2017: „Einfache Implantation bei ausreichendem Knochenangebot: 1.088,00 €"

Der Richtwert für ein einzelnes Implantat in Niederösterreich beläuft sich also ca. auf 1.000 Euro pro Implantat. Die notwendige Krone auf das Implantat kostet in NÖ zwischen 800-1.200 Euro. Eine gewisse Unterschreitung bzw. seltene Überschreitung wird als angemessen bzw. normal erachtet – deshalb können sich Situationen und geographische Regionen in Österreich deutlich unterscheiden. In Niederösterreich sind die Preise für Zahnimplantate sicher geringer als in Wien, Graz oder Linz.

Faustregel als Richtwert in Niederösterreich:
- Ein einzelner kompletter Zahn kostet 1.800-2.400 Euro. 2.000 Euro im Schnitt.
- Befestigung einer Prothese mit 2 Implantaten im zahnlosen Kiefer und Druckknöpfen: 3.000-4.000 Euro
- 4 Miniimplantate im zahnlosen Kiefer mit Fixierung der Prothese : 2.500-3.000 Euro

Die definitiven Kosten für Zahnimplantate für den einzelnen Patienten sind aber von vielen Faktoren abhängig und hängen immer von der klinischen Ausgangssituation, vom Behandlungsplan und von der Qualität der verwendeten Medizinprodukte ab. Und hier gibt es viele Unterschiede.

Jeder Patient ist anders, jede Situation ist anders. Und es gibt auch verschiedenste Zahnimplantate, teilweise mit unterschiedlichsten Zielsetzungen. Implantat ist also nicht Implantat. Und bei uns erhalten Sie eine Vielzahl an verschiedenen Implantatsystemen. Das alles um für Sie die optimale Lösung zu finden!

Auto ist nicht Auto beim Autokauf, Küche ist nicht Küche – wenn Sie planen eine neue Küche für Ihr Zuhause zu kaufen. Alles hängt von Ihren persönlichen Vorstellungen, Wünschen und Bedürfnissen bezüglich Ausstattung, Materialien, Optik und Komfort ab. Küchen gibt es von 1.000 Euro bis zu 50.000 Euro. Kaum jemand, der die Küche auch wirklich intensiv täglich benutzen will, kauft eine Küchenzeile für 1.000 Euro. Kaum jemand allerdings kauft eine Küche um 50.000 Euro. Der Durchschnitt liegt dazwischen und so ist das auch beim Kauf eines PKW's. Wenn Sie einen ganz normalen VW Golf mit normaler Ausstattung kaufen, dann haben Sie nach 3 Jahren 50 % Ihres Kaufpreises verloren. Ca. also 14.000 Euro Verlust in 36 Monaten. Dieses Geld ist weg, unwiderruflich. Interessanterweise wird der Verlust von 14.000 Euro beim Autokauf in Österreich absolut toleriert, aber Geld für die Gesundheit auszugeben und für die eigene Lebensqualität gilt in unserer Gesellschaft leider immer noch als Fehler.

Das bedeutet, dass Sie für den Kauf eines Autos am Tag 12,78 Euro verlieren! Insgesamt also 14.000 Euro Verlust in nur 3 Jahren – und solche kostenintensiven Implantatbehandlungen gibt es wirklich kaum.

Lassen Sie sich kostenlos beraten! Man kann vorab leider keine pauschale Antwort bezüglich einer Kostenschätzung geben. Wünsche, Ausgangssituation, Bedürfnisse und machbares Ziel sind sehr unterschiedlich und hier bedarf es einer kompetenten Beratung nach einer klinischen Untersuchung. Es gibt viele unterschiedliche Wege mit Zahnimplantaten eine Lösung eines Problems anzubieten. Es gibt viele Lösungen und es gilt gemeinsam mit dem Patienten die richtige, passende und machbare Lösung zu erarbeiten. Alles abhängig von Ihren Wünschen punkto Komfort und Lebensqualität, alles mit Ihnen geplant und besprochen. Auch den Rahmen der finanziellen Belastung bestimmen Sie, und dann wird anhand all dieser Fakten die optimale Lösung gefunden.

Eines ist noch wichtig zu wissen:

Es gibt Richtlinien für die Möglichkeit der steuerlichen Abschreibungsmöglichkeit. Die Kosten für Zahnbehandlungen gelten als außergewöhnliche Belastung. Hier gelten auch die Zahlungen für den Ehepartner, sofern dieser über kein oder ein geringes Einkommen verfügt. Ebenso die Kosten für Kinder (Zahnspange) können abgeschrieben werden, sofern man für diese Kinderbeihilfe erhält oder eine Unterhaltsverpflichtung hat.

Selbstbehalt für die außergewöhnliche Belastung

Der Selbstbehalt beträgt bei einem Einkommen von

	Selbstbehalt
maximal 7.300,-	6%
7.301,- bis 14.600,-	8%
14.601,- bis 36.400,-	10%
mehr als 36.400,-	12%

Der Prozentsatz verringert sich um 1%, wenn Alleinverdiener-/-erzieherabsetzbetrag zusteht und um 1% für jedes Kind, für das der Kinder- oder Unterhaltsabsetzbetrag gewährt wird.

Wichtig ist hier, dass alles möglichst in einem Kalenderjahr zu bezahlen ist.

Hier setzen Sie sich bitte mit Ihrem Steuerberater in Verbindung – er wird Ihnen sagen, was für Sie sinnvoll ist.

Zahnimplantate bei uns in Österreich sind leistbar!

Lassen Sie sich von Ihrem österreichischen Zahnarzt Ihres Vertrauens einfach beraten!

Zahntourismus – Ungarn, Tschechien und Türkei

*„Es gibt kaum etwas auf der Welt, das nicht irgendjemand
ein wenig schlechter machen und etwas billiger verkaufen könnte,
und die Menschen, die sich nur am Preis orientieren,
werden die gerechte Beute solcher Machenschaften."*
John Ruskin

Der Zahntourismus ist ein sehr oft angesprochenes Thema seitens der betroffenen Patienten.

Eines vorab: Gute namhafte Zahnimplantate einer der wenigen Premiummarken, kosten im Ausland mittlerweile fast genau so viel wie in Österreich. Auf dem Gebiet der Zahnimplantate kann kein Patient mehr wirklich sparen.

Ein gutes Implantat kostet in Österreich ca. 1000 Euro, in Ungarn 850-900 Euro. Das zahlt sich nicht aus, wenn man Hinfahrt, Rückfahrt, Aufenthalt, Benzinkosten, notwendige Kontrollen in der Zukunft, etwaige Komplikationen oder Nachbehandlungen und eventuelle Zusatzausgaben bedenkt. Und sollten Sie dennoch irgendwo lesen oder hören, dass ein Implantat nur 500 Euro kostet, dann bitte Vorsicht! Hier handelt es sich mit Sicherheit um billige Implantatsysteme ohne CE-Zertifizierung oder ohne Zulassung. Lassen Sie sich so etwas bitte nicht in Ihren Kieferknochen setzen! Hier wird am Material bzw. am Wareneinsatz massiv gespart. Deshalb kann man auch Äpfel mit Birnen nicht vergleichen. Bei Implantaten sind Sie in Österreich mit Sicherheit besser aufgehoben, da gibt es keine Diskussion.

Fakt ist aber leider: Reine Zahnbehandlungen für Kronen und Brücken auf vorhandenen Zähnen sind im Ausland wirklich deutlich billiger! Der betroffene Patient kann theoretisch zwischen 30 und 70 % sparen.

Warum? Deutlich reduziertes Lohnniveau in Ungarn, weniger Sozialabgaben und geringere Lohnnebenkosten als in Österreich. In Ungarn verwenden zahntechnische Labors kaum Materialien, deren Richtlinienkonformität durch CE-Kennzeichnung belegt ist und deren Geräte und Produkte dem Medizinproduktegesetz Folge leisten. Weiters ist es so, und das ist der Hauptgrund für die großteils sehr schlechte Qualität der Arbeiten, dass die Kronen und Brücken nicht von geprüften Zahntechnikern angefertigt werden, sondern dass im östlichen Ausland der Zugang zu dieser zahntechnischen Berufsausübung sehr offen und einfach ist. Und diese Unternehmen spüren auch den wirtschaftlichen Druck und sind gezwungen binnen kürzester Zeit diese Arbeiten anzufertigen, da der Patient ja nur 3 Tage da ist. Das kann technisch und verarbeitungsmäßig einfach nicht funktionieren, und deshalb werden schlechte schlampige Arbeiten den Patienten übergeben. Die schlechte Qualität kann der Patient nicht beurteilen und nicht bemerken, und leider hält alles, egal wie schlecht auch gemacht, mindestens 2 Jahre bis die ersten Probleme auftreten.

Vertrauensvoll lassen sich also tausende Österreicher jährlich wegen der günstigen Preise also in Ungarn behandeln und freuen sich, dass alles so schnell gegangen ist und so toll aussieht.

Die Realität sieht aber leider ganz anders aus ...

Wie ist das aber mit jetzt Kronen und Brücken in Ungarn oder Tschechien? In Österreich kostet das ja so viel, in Ungarn ist alles viel billiger.

Der Patient glaubt leider lieber an wirtschaftliche Wunder und an das Gute im ungarischen Zahnarzt, als den geldgierigen österreichischen Zahnärzten, deren Kronen ja mehr als doppelt so viel kosten wie die ungarischen. Da ja auch die Kronen so viel billiger sind, rät der freundliche ungarische Zahnarzt natürlich gleich zu mehreren Kronen und im Handumdrehen sind die neuen Kronen eingesetzt. Aus der einen notwendigen Krone, die der heimische Zahnarzt vorgeschlagen hat, die dem Patienten aber viel zu teuer war, sind nun 3 oder 4 geworden. Und alles ist ja viel schneller fertig und im Mund! In Österreich muss man wegen einer Krone mehrmals zum Zahnarzt gehen, das dauert viel zu lange. Hier in Ungarn geht alles in einer Sitzung.

Anders als in Österreich werden diese Praxen bzw. besser Behandlungszentren von europäischen Investoren aus rein wirtschaftlichen Gründen und nicht nach medizinischen Kriterien betrieben. Die behandelnden Zahnärzte sind nur Angestellte dieser Firmen und unterliegen einer strengen Umsatzkontrolle. Zu wenig Umsatz – kein Job mehr!

Es existiert also der wirtschaftliche Druck, zeit- und kostenintensive, zahnmedizinisch aber notwendige Vorbehandlungen, nicht oder nicht in ausreichendem Umfang durchzuführen. Diese Vorbehandlungen an Zähnen sind aber notwendig und stellen die Basis für einen langfristigen Erfolg dar. Vorhandene Schäden an Zähnen, die ja vorhanden sind bei den Patienten, da sie saniert und mit Kronen und Brücken behandelt werden wollen, können nicht in wenigen Tagen beseitigt werden.

Zahntourismus im Ausland kann für Patienten ein gesundheitliches Roulettespiel und trotz kurzfristiger Preisvorteile am Ende ein Minusgeschäft sein.

Zu diesem Ergebnis kommt eine Studie des MDK Deutschland. Im Rahmen einer Doktorarbeit der Universität Mainz wurden 60 Patienten, die im Ausland Zahnersatz erhalten hatten, nachuntersucht. Gut die Hälfte der Test-Patienten ließ sich in der Türkei mit preiswertem Zahnersatz oder mit Implantaten versorgen, 43 Prozent in den osteuropäischen EU-Beitrittsländern. Die Bilanz ist erschreckend: Nur 14 Fälle konnten bei der Nachbegutachtung als mängelfrei eingestuft werden. Generell war die Fehlerquote bei kompliziertem Zahnersatz höher als bei einfachen Teilprothesen oder Vollprothesen.

Eine weitere Studie wurde in der Schweiz von der Universität Bern veröffentlicht. Untersucht wurden 38 Personen, die in der Schweiz und 46, die in Ungarn Zahnsanierungen (zum Beispiel neue Kronen) durchführen ließen. Bei keinem lag die Sanierung länger als 3 Jahre zurück, keiner hatte Schmerzen. Die objektive Beurteilung: Keine der in Ungarn durchgeführten Arbeiten wurde von den Prüfern in eine der beiden besten Qualitätskategorien eingereiht. Dafür stuften sie 39 % in die unterste Kategorie E ein – wenn etwa ein gesunder Zahn durch die Behandlung zerstört wurde. Fazit: Es kann Jahre dauern, bis Mängel zum Vorschein kommen.

Zahntourismus sollte also gut überlegt werden. Kommt es später zu Komplikationen, drückt die neue Prothese oder die Verblendung der Krone bröckelt, dürfte der Patient den Abstecher bitter bereuen.

Wer wegen der nötigen Reparatur wieder ins Ausland fahren muss, wird kaum Einsparungen verbuchen. Außerdem gibt es weder eine einheitliche Arzthaftung noch einheitliche Regelung der Gewährleistung. In Ungarn gibt es prinzipiell keine Gewährleistung und auch am Rechtsweg ist die Gewährleistung im Schadensfall trotz EU nicht erstreitbar. Und prinzipiell hält fast alles, egal wie schlecht es gemacht ist, Minimum 2 Jahre. Nach 2 Jahren ist jede Gewährleistung vorbei und sollten die Patienten vorher schon Probleme haben und sich an die Praxis wenden, wird ihnen leider sehr oft mitgeteilt, dass der damals behandelnde Zahnarzt nicht mehr für die Praxis arbeite.

Anders als Haare oder Fingernägel wachsen verpfuschte Zähne nicht nach. Setzen Sie Ihre Zähne nicht leichtfertig aufs Spiel – oder wie eine TV-Moderator einer Diskussionssendung zum Thema Zahntourismus einmal abschließend meinte: „Zahntourismus ist wie Roulette, allerdings bedenken Sie bitte, die Chancen stehen 80 zu 20 gegen Sie!"

„Gott ist teuer – der Teufel ist billig" sagt schon ein altes russisches Sprichwort.

„Es ist unklug, zu viel zu bezahlen,
aber es ist noch schlechter, zu wenig zu bezahlen.
Wenn Sie zu viel bezahlen, verlieren Sie etwas Geld, das ist alles.
Wenn Sie dagegen zu wenig bezahlen, verlieren Sie manchmal alles,
da der gekaufte Gegenstand die ihm zugedachte Aufgabe
nicht erfüllen kann."
John Ruskin

5. SELBST-CHECK: Implantate

Allgemeiner IMPLANTATE-CHECK

Mit diesem Implantate-Check kann jeder für sich selbst ermitteln, ob ein Zahnimplantat geeignet ist. Aber natürlich können nur ein 3D Röntgen und eine Untersuchung durch einen erfahrenen Kieferchirurgen die endgültige Sicherheit geben. Also einfach nachfragen!

Die 10 Zeichen, dass ein Implantat für Sie geeignet wäre:
(bitte Zutreffendes ankreuzen)

1) Haben Sie einen Zahn verloren, für den Sie Zahnersatz benötigen?

   ❏ ja ❏ nein ❏ weiß nicht

2) Fehlen Ihnen mehrere Zähne, für den Sie Zahnersatz brauchen?

   ❏ ja ❏ nein ❏ weiß nicht

3) Möchten Sie eine Brücke, ohne Ihre natürlichen Zähnen zu beeinträchtigen?

   ❏ ja ❏ nein ❏ weiß nicht

4) Haben Sie eine Brücke, die auf Ihren natürlichen Zähnen nicht mehr hält?

   ❏ ja ❏ nein ❏ weiß nicht

5) Ihr Kiefer ist komplett zahnlos und Sie wollen einen festsitzenden Zahnersatz?

   ❏ ja ❏ nein ❏ weiß nicht

6) Legen Sie Wert auf festen Sitz und sicheren Halt Ihrer Prothese?

   ❏ ja ❏ nein ❏ weiß nicht

7) Möchten Sie, dass trotz Prothese Ihr voller Geschmackssinn erhalten bleibt?

   ❏ ja ❏ nein ❏ weiß nicht

8) Möchten Sie einen sicheren Schutz gegen Knochenschwund, weil Ihnen mehrere oder viele Zähne fehlen?

   ☐ ja ☐ nein ☐ weiß nicht

9) Sind Sie bereit, Ihren Zahnersatz sorgfältig zu pflegen?

   ☐ ja ☐ nein ☐ weiß nicht

10) Wünschen Sie sich Komfort und Sicherheit beim Kauen, Sprechen und Lachen?

    ☐ ja ☐ nein ☐ weiß nicht

Wenn Sie mehrere Fragen mit „Ja" beantwortet haben, dann sollten Sie einen Termin bei einem Kieferchirurgen oder bei Ihrem Zahnarzt vereinbaren. Dort kann abgeklärt werden, ob Implantate für Sie geeignet sind, und Sie erfahren vom Zahnarzt, welche Möglichkeiten es gibt.

IMPLANTATE-CHECK, wenn Sie bereits eine Zahnprothese haben

Mit diesem Implantate-Check kann jeder für sich selbst ermitteln, ob ein Zahnimplantat geeignet ist, auch man bereits eine Zahnprothese hat. Aber natürlich können nur ein 3D Röntgen und eine Untersuchung durch einen erfahrenen Kieferchirurgen die endgültige Sicherheit geben. Also einfach nachfragen!

Die 10 Zeichen, dass ein Implantat für Sie geeignet wäre:
(bitte Zutreffendes ankreuzen)

1) Lockert sich Ihre Zahnprothese anstatt fest und sicher zu sitzen?

   ☐ ja ☐ nein ☐ weiß nicht

2) Leiden Sie darunter, dass Ihre Dritten wackeln?

   ☐ ja ☐ nein ☐ weiß nicht

3) Fühlen Sie sich trotz Haftcreme unsicher und haben Angst, dass sich Ihre Prothese lockert?

   ❏ ja   ❏ nein   ❏ weiß nicht

4) Verzichten Sie auf bestimmte Speisen, weil Sie befürchten, dass die Prothese sich lockert?

   ❏ ja   ❏ nein   ❏ weiß nicht

5) Meiden Sie das Essen in Gesellschaft sogar komplett, weil Sie sich durch Ihre Zahnprothese beeinträchtigt fühlen?

   ❏ ja   ❏ nein   ❏ weiß nicht

6) Möchten Sie das Essen wieder schmecken, mit allen Geschmacksnerven?

   ❏ ja   ❏ nein   ❏ weiß nicht

7) Fühlen Sie sich gehemmt beim Sprechen oder Lachen, weil die Prothese nicht fest und sicher sitzt?

   ❏ ja   ❏ nein   ❏ weiß nicht

8) Schränken Sie sich beim Sport ein, weil Sie befürchten, Ihre Dritten könnten sich lockern?

   ❏ ja   ❏ nein   ❏ weiß nicht

9) Verursacht Ihre Prothese Druckstellen und immer wieder Zahnfleischentzündungen?

   ❏ ja   ❏ nein   ❏ weiß nicht

10) Wünschen Sie sich Komfort und Sicherheit beim Kauen, Sprechen und Lachen?

    ❏ ja   ❏ nein   ❏ weiß nicht

Wenn Sie mehrere Fragen mit „Ja" beantwortet haben, dann sollten Sie einen Termin bei einem Kieferchirurgen oder Ihrem Zahnarzt vereinbaren. Dort kann abgeklärt werden, ob Implantate für Sie geeignet sind, und Sie erfahren vom Zahnarzt, welche Möglichkeiten es gibt.

Zahnspangen – Zahnersatz – Zahnimplantate

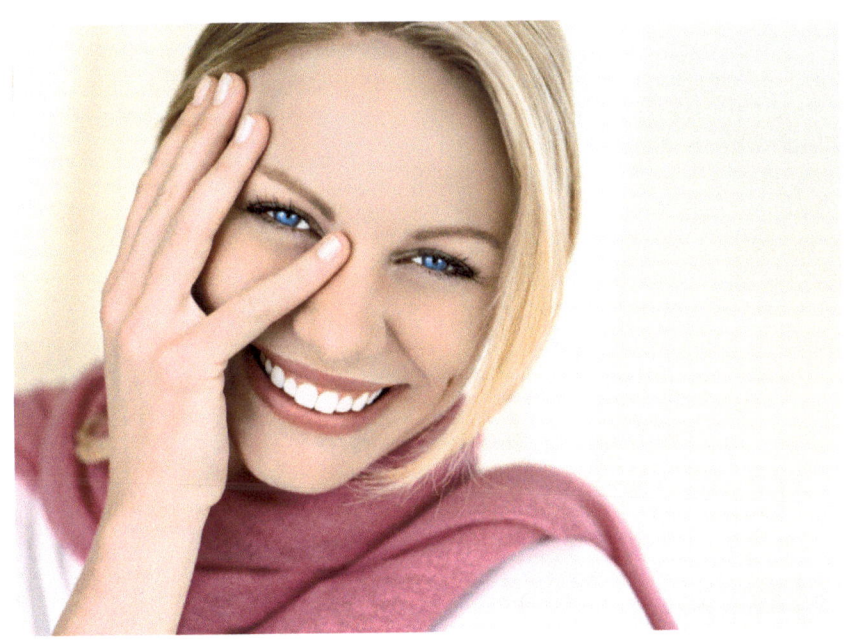

Zahnspangen: Welche Möglichkeiten gibt es?

Eine Zahnspangenbehandlung kann in jedem Lebensalter erfolgen. Egal ob nur Milchzähne, noch Milchzähne, nur mehr bleibende Zähne oder nicht mehr alle Zähne vorhanden sind. Es gibt in jeder Phase des Gebisses Möglichkeiten, Zahn- oder Kieferfehlstellung zu korrigieren. Manche Fehlstellungen lassen sich aber besonders gut in einem bestimmten Alter behandeln.

1. Kindesalter / Milchgebiss (3-7 Jahre)

Die Mundvorhofplatte: Der Milchzahndurchbruch ist meistens mit 2,5-3 Jahren abgeschlossen. Dann zählt das menschliche Gebiss 20 Zähne. Oft sieht man in diesem Alter eine typische Fehlstellung: der „Lutschoffene Biss". Dieser wird meistens durch einen Schnuller verursacht, manchmal aber auch durch Daumenlutschen oder „Dauernuckeln" an der Babyflasche. Wird die Ursache der Fehlstellung beseitigt (z.B. Schnuller entsorgen), dann verschwindet der lutschoffene Biss sehr oft innerhalb von wenigen Wochen bzw. Monaten von allein. Es ist dennoch ratsam, die Entwöhnung so früh wie möglich anzusetzen (zwischen 1. und 2. Geburtstag), weil die Wahrscheinlichkeit einer dauerhaften späteren Zahnfehlstellung dadurch geringer wird.

Fällt die Entwöhnung des Schnullers/-Daumens besonders schwer, dann gibt es die Möglichkeit, den Schnuller durch eine sogenannte **Mundvorhofplatte** zu ersetzen. Diese sieht dem Schnuller relativ ähnlich, mit dem Unterschied, dass nichts zwischen die Zahnreihen ragt.

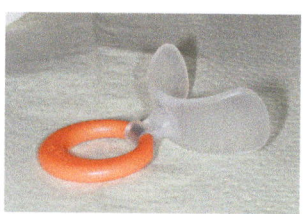

Der im Mund liegende Teil ähnelt viel mehr einem Schnorchelmundstück: ein flexibles, dünnes Kunststoffschild liegt zwischen Zahnreihen und Lippen/Wangen. Dies ist ein angenehmes Ersatzstück für das Kind, welches seinen Schnuller vermisst, oder hindert auch das vormals daumenlutschen-

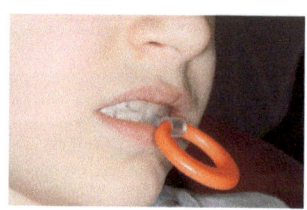

de Kind daran, den Daumen in den Mund zu nehmen. Gleichzeitig werden durch den Druck des Kunststoffschildes die Schneidezähne sanft in die richtige Position gedrückt.

Die Behandlung eines verkehrten Überbisses: Die zweite Zahnfehlstellung, dessen Behandlung bereits im reinen Milchgebiss ihre Berechtigung hat, ist der verkehrte Überbiss. Hierbei beißen die oberen Schneidezähne hinter den unteren (normal liegen die oberen VOR den unteren). Diese Zahnfehlstellung ist meist ein Symptom einer Kieferfehlstellung: Ober- und Unterkiefer stehen versetzt zueinander. Entweder steht der Oberkiefer zu weit hinten, oder der Unterkiefer zu weit vorne oder beides.

Liegt die Ursache im Oberkiefer, so ist es am wirkungsvollsten, die Behandlung so früh wie möglich anzusetzen. Denn bei jungen Kindern ist der Oberkiefer noch nicht so fest mit dem übrigen Schädel verwachsen und lässt sich mithilfe einer sog. **„Delaire Maske"** nach vorne ziehen. Dies funktioniert folgendermaßen: Im Mund befindet sich der festsitzende Teil der Zahnspange, welcher auf den oberen Zähnen angeklebt ist. Dieser Teil wird mit dem außenliegenden Teil mit Gummiringerln verbunden, welche einen Zug nach vorne ausüben. So wird der Oberkiefer über mehrere Monate hinweg nach vorne gezogen.

2. Behandlung im Wechselgebiss (6-10 Jahre)

Dehnplatten versus Gaumennahterweiterung:
In dieser Phase können viele Fehlstellungen sowohl mit abnehmbaren Zahnspangen als auch mit festsitzenden Zahnspangen behandelt werden. Die häufigste Zahn- bzw. Kieferfehlstellung in dem Alter ist der „Kreuzbiss". Bei einer korrekten Zahnstellung liegen die Zähne des Oberkiefers alle etwas weiter außen als die unteren. Der obere Zahnbogen ist breiter als der untere. Bei einem Kreuzbiss ist dies nicht der Fall. Der Oberkiefer ist meistens zu schmal und muss verbreitert werden.

Dies kann mit einer herausnehmbaren Zahnspange passieren, die sogenannte **Dehnplatte**. Die Zahnspange wird nachts, eventuell auch nachmittags getragen und kann 1x/Woche verstellt („weitergedreht") werden. Hier ist die Behandlungszeit relativ lang (2-3 Jahre), der Erfolg 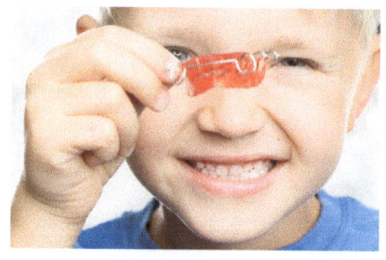 stark von der Mitarbeit des Patienten abhängig und die Wirkung der Zahnspange beschränkt sich meist auf das „nach außen Kippen der Zähne". Das bedeutet, dass wenig Wirkung auf den Kieferknochen erzielt wird (der Oberkiefer wird nicht verbreitert) sondern vor allem die Zähne in die Breite gekippt werden.

Festsitzende Gaumennahterweiterung:
Die festsitzende Zahnspange zur Verbreiterung des Oberkiefers wird meistens auf 4 Seitzähne des Oberkiefers geklebt und liegt innen am Gaumen, sie ist von außen somit kaum sichtbar. Sie kann 1x/Tag verstellt („weitergedreht") werden. Durch diese schnelle Verstellung wird die Kraft auf den Knochen übertragen, und der Oberkieferknochen wird wirksam verbreitert. Die 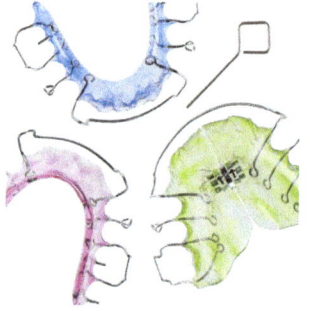 aktive Zeit der Dehnung beträgt meistens zwischen 14 und 50 Tagen, je nach Ausmaß der Fehlstellung. Die passive Zeit der Stabilisierung beträgt dann oft noch ein Jahr (bei Jugendlichen länger).

Auch hier gilt: Je jünger der Patient, desto besser und „nachhaltiger" funktioniert diese Behandlung. Der Grund ist folgender: Der Oberkieferknochen besteht aus mehreren Teilen, welche in der Mitte des Gaumens miteinander verbunden sind. Bei Kindern besteht diese Verbindungstelle aus Knorpel, welcher leicht gedehnt werden kann. Je älter das Kind wird, desto mehr verknöchert diese Knorpelfuge und desto schwieriger wird es, den Oberkieferknochen zu dehnen, bzw. desto eher wird der gedehnte Oberkiefer dazu neigen, nach Behandlungsende wieder schmäler werden zu wollen.

Brackets: Auch bei jüngeren Kindern können Brackets zum Einsatz kommen. Meist werden sie auf die bereits vorhandenen bleibenden Zähne geklebt, um deren Position zu korrigieren.

3. Behandlung von Jugendlichen (11- 16 Jahre)

In diesem Alter befinden sich bei den jungen Patienten zum Teil noch Milchzähne im Mund, bei einigen sind schon alle bleibenden Zähne da. Der interessante Aspekt in diesem Alter ist, dass die Jugendlichen stark wachsen. Dieses Wachstum lässt sich nutzen, um bestimmte Kieferfehlstellungen zu korrigieren, z.B. den *Rückbiss*. Hier liegt der Unterkiefer zu weit hinten (fliehendes Kinn).

Mit einer abnehmbaren Zahnspange („**Twin block**"), welche rund um die Uhr getragen wird, kann dieses Unterkieferwachstum angeregt werden. Alternativ kann dies auch mit einer festsitzenden Variante („**Herbst Scharnier**") geschehen. Das gemeinsame Grundprinzip dieser Geräte ist, dass der Patient mit dem Gerät nur „weiter vorne" zusammenbeißen kann (Schneidezähne Kante auf Kante) und damit der Unterkiefer weiter nach vorne wächst.

Fixe Zahnspange mit Brackets:
Sind alle bleibenden Zähne da, bietet sich eine Behandlung mit **Brackets** an. Das sind kleine Elemente aus Metall oder Keramik, welche auf jeden einzelnen Zahn geklebt werden. Die Brackets werden dann untereinander mit einem Bogen verbunden.

Dadurch, dass die Brackets genau in die Mitte des jeweiligen Zahnes geklebt wurden und dadurch, dass der Bogen, der sie miteinander verbindet, wieder gerade werden möchte, werden die Zähne nach und nach in eine ideale Position gebracht. Diese Bewegung kann (im Gegensatz zu der herausnehmbaren Zahnspange) sehr präzise gesteuert werden.

Um die richtige Verzahnung bzw. einen guten Biss einzustellen, ist es in vielen Fällen erforderlich, dass der Patient „Gummiringerln" trägt. Diese hängt der Patient selbstständig ein, und zwar von oberen Brackets zu unteren. Dadurch entsteht ein Zug in eine bestimmte Richtung, und die Zähne können in diese Richtung wandern. Diese Gummiringerln werden zum Essen und zum Zähneputzen herausgenommen, und danach wieder eingehängt.

Head Gear:
Dieses Gerät war in den 70ern und 80ern sehr beliebt. Es funktioniert auch wunderbar, um obere Zähne nach hinten zu schieben. Nur sind die Patienten oft nicht sehr von dem Erscheinungsbild dieser Zahnspange begeistert, weshalb viele Kollegen sie nicht mehr anbieten.

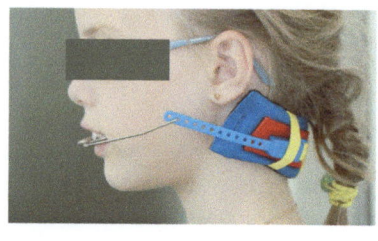

Der Headgear besteht aus einem Metallbügel, der bei den oberen Backenzähnen einhängt wird. Gleichzeitig wird ein Nackenpolster oder eine Kopfkappe mit diesem Bügel verbunden. Dies bewirkt einen Zug auf die Backenzähne nach hinten.

Die Tragedauer variiert zwischen 6 Monaten und 2 Jahren.

Sind die Backenzähne erfolgreich nach hinten geschoben worden, kann der entstandene Platz dazu genutzt werden, um die übrigen Zähne in die richtige Position zu bringen. Der Headgear wird dazu meist mit einer klassischen fixen Zahnspange kombiniert.

4. Behandlung von Erwachsenen

Erwachsene können – ebenso wie Jugendliche – mit einer festsitzenden Bracketzahnspange behandelt werden. Schiefe Zähne können damit genauso wie bei jüngeren Patienten geradegestellt werden.

Allerdings ist bei Erwachsenen kein Wachstum mehr vorhanden. Deshalb ist es nicht mehr möglich, die Kieferstellung zu beeinflussen. Wünscht sich aber der erwachsene Patient eine Korrektur seiner Kieferstellung (z.B. Fliehendes oder zu starkes Kinn), dann ist zusätzlich zu der Zahnspangenbehandlung auch eine Kieferoperation notwendig. Damit können sowohl der Oberkiefer oder auch der Unterkiefer versetzt werden.

Oftmals wünschen sich Erwachsene Patienten aber weder eine Kieferoperation noch eine festsitzende Zahnspange. In solchen Fällen kann man oft auf eine diskrete und komfortable Methode zurückgreifen: die Behandlung mit **durchsichtigen Schienen**.

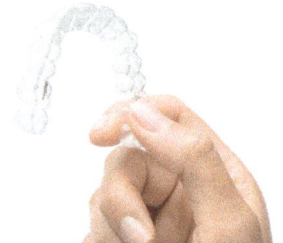

Verschiedene Systeme sind auf dem Markt, das bekannteste heißt **Invisalign®**.

Das gemeinsame Grundprinzip dieser Systeme ist, dass der Patient alle 2 Wochen eine neue Schiene einsetzt, welche seine Zähne nach und nach in die richtige Position rückt. Die Schiene trägt er 24 Stunden pro Tag, außer zum Essen und zum Zähneputzen. Erwachsene und kooperative Jugendliche schätzen diese komfortable Variante einer Zahnspangenbehandlung sehr.

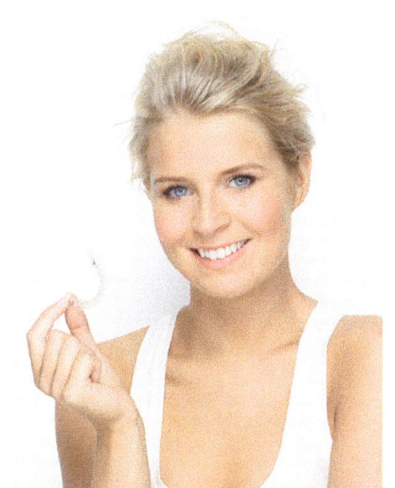

5. Nach der Behandlung

Egal ob die Zähne mit einer fixen oder mit einer Invisalign® Zahnspange begradigt wurden, es ist in jedem Fall notwendig, die Zähne nach der Behandlung mit Hilfe eines Retainers in der richtigen Position zu halten. Warum die Zähne dazu neigen, sich wieder zu verstellen, ist nicht restlos geklärt. Tatsache ist, dass das menschliche Gebiss ein dynamisches System ist, welches zeitlebens Veränderungen unterworfen ist. Auch Menschen, die nie eine Zahnspange und immer gerade Zähne hatten, werden manchmal damit überrascht, dass sich die Zähne mit zunehmendem Alter verschieben.

Mit einem Retainer lässt sich auf zuverlässige Art eine Verschiebung vermeiden.

Fixe Retainer:
Sie bestehen aus einem dünnen **Draht**, welcher an die Innenflächen der Schneidezähne geklebt wird. Der Vorteil hier ist, dass der Patient abends nichts in den Mund geben muss. Nachteil ist, dass das Putzen mit Zahnseide erschwert ist und das Anhaften von Zahnstein begünstigt sein kann.

Herausnehmbare Retainer:
Ein herausnehmbarer Retainer kann aus einer dünnen, unsichtbaren **Kunststoffschiene** bestehen. Diese ist für den Patienten angenehm zu tragen und kaum sichtbar. Eine andere herausnehmbare Variante ist eine **klassische herausnehmbare Zahnspange**. Sie ähnelt den herausnehmbaren Zahnspangen für Kinder (mit Kunststoff und Drahtelementen), allerdings bewegt sie nicht aktiv die Zähne, sondern sitzt passiv im Mund. Der Vorteil dieser Retainerart ist, dass die Kauflächen der Zähne auch über Nacht frei bleiben (im Gegensatz zu der Kunststoffschiene). Dadurch erfolgt eine Feineinstellung der Verzahnung von den oberen zu den unteren Zähnen.

Sie möchten gerne mehr über Zahnspangen wissen? Vereinbaren Sie am besten gleich einen Termin für eine unverbindliche Beratung. Sprechen Sie uns an!

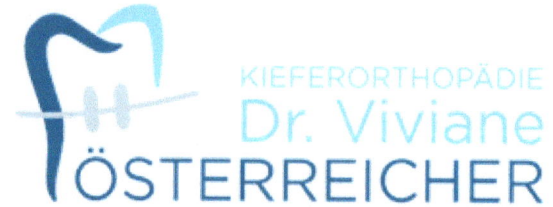

www.geradezaehne.at

Zahnersatz: Welche Möglichkeiten gibt es?

Grundsätzlich unterscheidet man festsitzenden und herausnehmbaren Zahnersatz.

Wann wird Zahnersatz gebraucht?

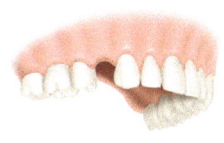 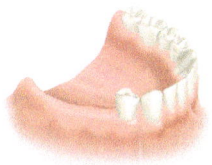 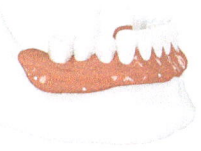

Ein Zahn fehlt. — Mehrere Zähne fehlen. — Der Kiefer ist komplett zahnlos.

Zahnersatz, wenn ein Zahn oder mehrere Zähne fehlen

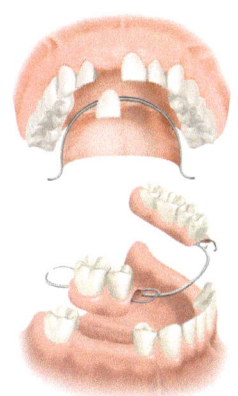

Herausnehmbare Teilprothese

Der fehlende Zahn bzw. die fehlenden Zähne werden bei einer Teilprothese oft mit Metallklammern befestigt. Diese Variante ist kurzfristig preiswerter, jedoch in punkto Ästhetik und Komfort unzufriedenstellend. Die Kaufunktion ist durch den schlechten Halt sehr eingeschränkt, die Aussprache leidet. Der Knochen kann sich an der Stelle des fehlenden Zahnes zurückbilden, die verbleibenden Zähne können durch die Fehlbelastung verloren gehen.

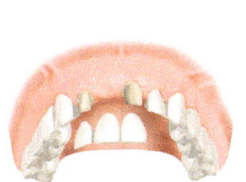

Brücke auf natürlichen Zähnen

Die Nachbarzähne müssen beschliffen werden, die Brücke wird auf den so entstandenen Pfeilern befestigt. Optimal eignet sich dieser Zahnersatz, wenn die zu beschleifenden Nachbarzähne bereits größere Füllungen aufweisen. Dadurch werden einerseits diese Zähne durch die Überkronung hochwertig versorgt und andererseits die Lücke geschlossen. Die Brücke bietet die einfachste hochwertige Alternative zum Implantat, falls dieses mangels Knochenangebot nicht möglich ist.

Folgende Materialien stehen für Kronen und Brücken zur Auswahl:

Vollkeramik (Reinkeramik)

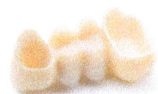

Vollkeramische Kronen und Brücken sind von natürlichen Zähnen nicht zu unterscheiden und somit gerade in der ästhetischen Zahnheilkunde nicht mehr wegzudenken. Vollkeramik ist ein vollkommen bioverträgliches und gewebefreundliches Material. Im Unterschied zu Metallkeramikversorgungen kann Vollkeramik weder allergische noch elektrochemische Reaktionen auslösen. Wärme- bzw. Kälteempfindlichkeit oder Beeinträchtigungen des Geschmackssinns gehören mit dieser Technik der Vergangenheit an. Vor allem bei Einzelzahnversorgungen oder kleinen Brücken in der Front besteht der Vorteil darin, dass die Reinkeramik – ähnlich wie der eigene Zahn – Licht durchlässig ist und für sensationelles Aussehen sorgt.

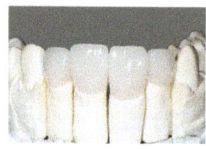

Eine spezielle Form der Reinkeramik ist die Zirkonoxydkeramik. Dieses Kronenmaterial ist die einzige Alternative zu Verblendmetallkeramik-Brücken, egal wie weitspannig sie auch ist, jedoch neben seiner hohen Stabilität und Festigkeit mit einigen Vorteilen:

- Reinkeramik – reine Zahnfarben, kein Sichtbarwerden von Metallrändern bei Zahnfleischschwund
- Biokompatibel – keine Unverträglichkeiten
- hohe Transluzenz: Lichtdurchlässig und dadurch natürliches Erscheinungsbild
- exzellente Passgenauigkeit durch Fräsung

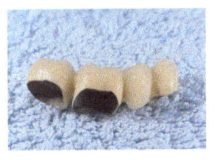
Verblendmetallkeramikkronen (VMK)

Wie der Name schon verrät, besteht diese Krone auf ihrer Innenseite aus Metall, außen ist Keramik aufgebrannt. Das Metall besteht aus einer unedlen Legierung. Auf Wunsch oder bei Unverträglichkeit kann mit Aufpreis natürlich Gold verwendet werden.

All diese Materialen können statt Zahnkronen auch als Implantatkronen oder -brücken eingesetzt werden.

Hochwertige abnehmbare Zahnprothesen mit sehr gutem Halt:

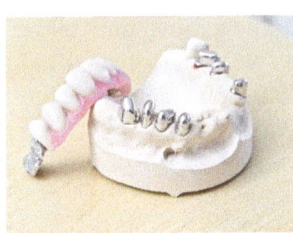
Teleskopprothesen

Wie der Name schon verrät, besteht diese Konstruktion aus einem Innenteil (Primärkrone, Innenteleskop) und eine Außenteil (Sekundärkrone, Außenteleskop), die in einander geschoben werden.

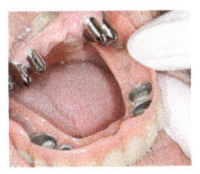
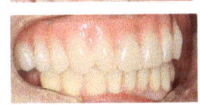
Der Innenteil (Primärkrone) wird auf einen wie bei der Erstellung einer Krone präparierten Zahnstumpf im Mund zementiert.
Der Außenteil (Sekundärkrone) ist ein Teil der Prothese, der exakt auf den Primärteil im Mund passt und durch Reibung dort auch hervorragend hält.

Vorteile dieser exklusiven abnehmbaren Zähne:

- guter Halt einer Prothese auch bei wenigen erhaltenen eigenen Zähnen
- weitere Verwendbarkeit, auch wenn es zu Verlust des einen oder anderen Zahnes kommt
- auch kombinierbar mit Teleskopen auf Implantaten
- sehr gut putzbar

Natürlich gilt das Prinzip: Je mehr Pfeilerzähne desto besser.

Zahnersatz, wenn der Kiefer komplett zahnlos ist

Die Haftprothese

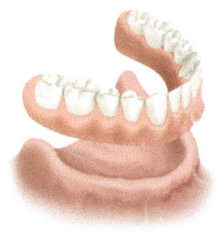

Die konventionelle Methode des herausnehmbaren Zahnersatzes ist die herkömmliche, schleimhautgetragene Haftprothese. Haftprothesen werden mit Prothesenhaftmittel auf der Schleimhaut befestigt bzw. im Oberkiefer durch Saugkräfte am Gaumen gehalten. Der Gaumen ist mit Kunststoff bedeckt, das beeinträchtigt den Geschmackssinn. Der lose Halt der Prothese vermindert die Kauleistung erheblich. Dies führt zu einseitiger Ernährung, schlechter Verdauung und folglich zu Mangelernährung. Der Kieferknochen erfährt keine natürliche Kaubelastung und bildet sich zurück. Dies kann den Prothesenhalt weiter verschlechtern. Unsicherheit beim Sprechen, Essen und Lachen können das Selbstwertgefühl und die Lebensqualität stark einschränken.

Sie möchten gerne mehr über Zahnersatz wissen?
Vereinbaren Sie am besten gleich einen Termin für eine
unverbindliche Beratung. Sprechen Sie uns an!

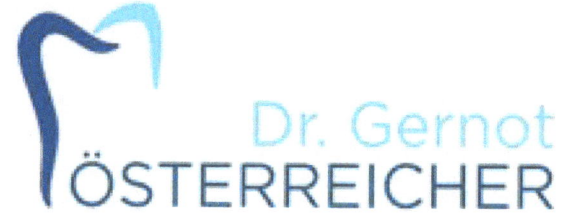

www.droesterreicher.at

Zahnimplantate: Welche Möglichkeiten gibt es?

Ein Zahnimplantat ist eine kleine Schraube aus Titan, die als Ersatz für die natürliche Zahnwurzel in den Kieferknochen eingesetzt wird. Das Setzen der Implantate erfolgt ambulant durch einen kurzen chirurgischen Eingriff und verläuft mittels örtlicher Betäubung schmerzlos.

Dank des sehr gut verträglichen Materials Titan verwächst das Implantat fest mit dem Knochen und bildet einen stabilen Anker für die Krone oder Brücke.

Mit der Implantattechnik lässt sich ein einzelner Zahn ersetzen, eine größere Lücke versorgen oder eine komplette Brücke im zahnlosen Kiefer befestigen: im Oberkiefer sowie im Unterkiefer. Moderne Zahnimplantate kommen schon seit über 40 Jahren zum Einsatz.

Wann kommen Implantate zum Einsatz?

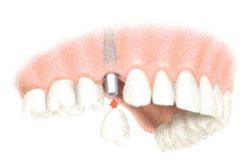
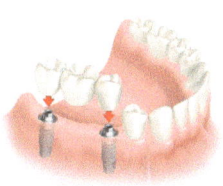
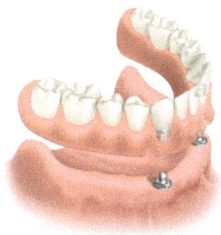

Ein Zahn fehlt.   Mehrere Zähne fehlen.   Der Kiefer ist komplett zahnlos.

Implantat, wenn ein Zahn fehlt

Wenn Ihnen nur ein Zahn fehlt, ist eine vollkeramische Zahnkrone auf einem Zahnimplantat die ästhetisch und funktional beste Wahl – in der Frontpartie wie auch im Seitenzahnbereich. Die neue Krone fügt sich ganz natürlich in den Zahnbogen ein.

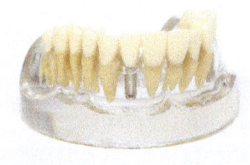

Einzelkrone auf Implantat

Das Implantat dient als Basis für eine Zahnkrone und übernimmt die Rolle der fehlenden Zahnwurzel. Durch die natürliche Belastung der neuen Wurzel bleibt der Kieferknochen vital und ist vor Knochenrückgang geschützt. Eine Vollkeramikkrone auf einem Zahnimplantat entspricht in Aussehen und Funktion den Nachbarzähnen.

Implantate, wenn mehrere Zähne fehlen

Fehlen zwei oder mehrere Zähne, so können diese dauerhaft mit einer auf Implantaten fest verankerten Brücke ästhetisch und funktional anspruchsvoll ersetzt werden. Die verbleibenden Zähne werden vor einer Mehrbelastung geschont, der Kieferknochen bleibt erhalten.

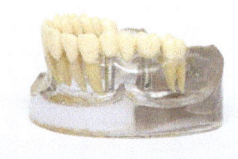

Brücke auf Implantaten

Implantatgetragener Zahnersatz gleicht in Aussehen, Gefühl und Funktion natürlichen Zähnen. Zahnimplantate verwachsen fest mit dem Kieferknochen und bieten der neuen Zahnbrücke einen dauerhaften, stabilen Halt. Die neuen Wurzeln stimulieren den Kieferknochen und schützen vor Knochenschwund. Ein Beschliff der verbleibenden Zähne ist nicht notwendig. Die Anzahl der Implantate wird auf die jeweilige Situation abgestimmt.

Implantate, wenn der Kiefer komplett zahnlos ist

Auf Implantaten verankerte Prothesen – fest verschraubt oder herausnehmbar – bieten im Gegensatz zu den klassischen Haftprothesen eine Reihe von bedeutenden Vorteilen:
- Implantate bilden eine stabile Verankerung im Knochen und sorgen für einen sicheren Halt der Prothese. Umständliche und unzuverlässige Prothesenhaftmittel werden nicht benötigt.

- Der feste Sitz der Prothese schützt vor Druckstellen und dadurch bedingten Zahnfleischentzündungen. Implantate stimulieren den Kieferknochen und bieten sicheren Schutz gegen Knochenschwund.
- Der Gaumen bleibt frei, das sorgt für vollen Geschmackssinn.
- Implantatverankerte Prothesen bieten Komfort und Sicherheit – beim Kauen, Sprechen und Lachen.

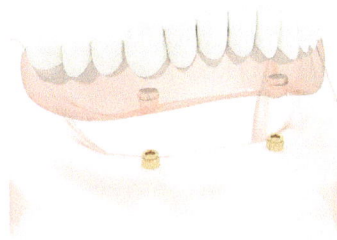

Festsitzend, herausnehmbar auf Implantaten

Die herausnehmbare Prothese wird auf zwei Implantaten gehalten. Mittels mechanischer Verankerung, z.B. nach dem Druckknopfprinzip, rastet die Brücke auf den Implantaten ein und wird so sicher und stabil gehalten. Nach dem Einsetzen entspricht eine implantatgetragene Prothese in Aussehen und Funktion weitestgehend den natürlichen Zähnen. Die Brücke kann zum Reinigen herausgenommen werden.

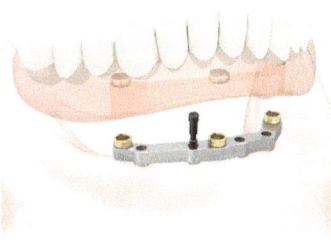

Festsitzend, herausnehmbare Brücke auf Implantatsteg

Der Steg dient als Halteelement für eine herausnehmbare Prothese und wird von zwei oder mehr Implantaten getragen. Die Prothese rastet auf dem Steg ein und bietet einen sicheren Halt. Je höher die Anzahl der Implantate, desto besser der Schutz gegen Knochenschwund. Dies gewährleistet langfristig optimalen Prothesensitz. Prothesenhaftmittel ist nicht erforderlich, der Gaumen bleibt frei, für eine gute Ästhetik ist gesorgt.

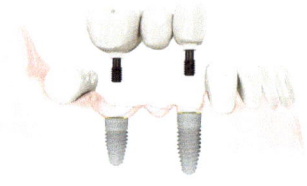

Fest verschraubte Brücke auf Implantaten

Eine festsitzende Prothesenersatzlösung besteht aus einer Zahnimplantatbrücke (auch als permanente Prothese bezeichnet), die von vier oder mehr Zahnimplantaten getragen wird. Bei Verwendung von Zahnimplantaten zur Fixierung der permanenten Prothesen ist kein Prothesenhaftmittel mehr erforderlich. Weil Zahnimplantate wie natürliche Wurzeln funktionieren, fühlen sich festsitzende Prothesen wie natürliche Zähne an.

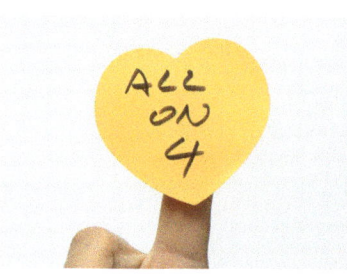

All-on-4™

Das Konzept All-on-4™ ist ein patientenfreundliches Verfahren, das besagt, dass man mit 4 bis 6 Implantaten an geeigneten Stellen im Ober- und im Unterkiefer einen festsitzenden Zahnersatz bauen kann.

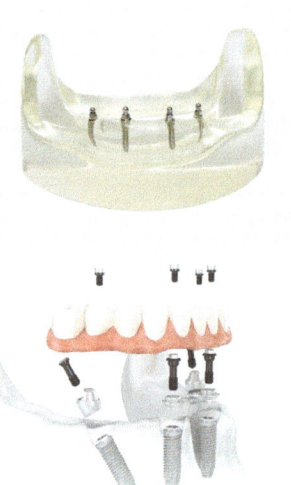

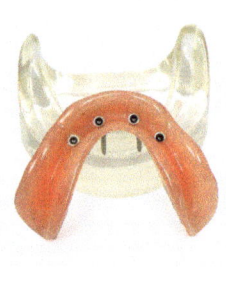

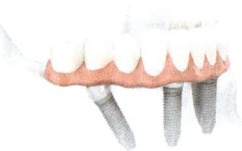

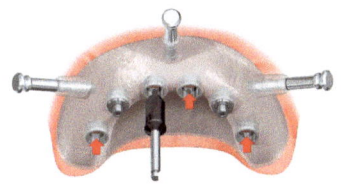 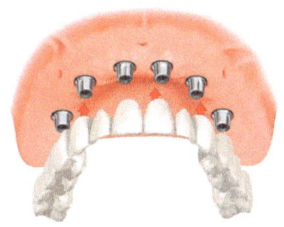

Was genau sind MDI Implantate?

Mini-Implantate, so genannte MDIs, sind – wie der Name schon sagt – sehr klein und sehr dünn (1,8 mm, 2,1 mm oder 2,4 mm). Sie werden wie kleine Schräubchen in den Kiefer eingedreht und übernehmen die Funktion einer Zahnwurzel. Sie werden aus einer hochwertigen Titan-Legierung hergestellt und befinden sich bereits seit 30 Jahren im Gebrauch. Langzeitstudien aus den USA belegen die lange Haltbarkeit und unbedenkliche Verträglichkeit der MDIs.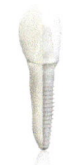

Wofür werden MDI Implantate genau eingesetzt?

Mini-Implantate werden hauptsächlich zur Stabilisierung von Zahnprothesen eingesetzt. Sowohl für einzelne Zähne, als auch für Brücken, Teleskope, Stege und für komplette Unterkiefer- und Oberkieferprothesen. Für die Stabilisierung von Unterkiefer-Prothesen genügen in der Regel 4, im Oberkiefer benötigt man mindestens 6 Mini-Implantate.

Warum Mini-Implantate statt klassischer Implantate?

Mini-Implantate haben zahlreiche Vorteile. Zum einen sind sie wesentlich kostengünstiger als klassische Implantate. Nicht nur das Implantat selbst ist preiswerter, auch die Behandlung ist deutlich weniger aufwendig und daher kostengünstiger.
Durch ihren geringeren Durchmesser eignen sich Mini-Implantate auch für Patienten, deren Kieferknochen für den Einsatz von klassischen Implantaten nicht geeignet ist. Durch den minimalen Eingriff ist auch mit deutlich weniger postoperativen Beschwerden zu rechnen als bei konventionellen Implantaten. Mini sind aber nicht für jeden Patienten

und jede Situation geeignet. Abklärung kann nur eine persönliche Beratung und Untersuchung bringen. Es gibt auch Fälle, wo Mini-Implantate gar nicht geeignet sind.

Was ist Navigation?

Navigation ist eine schnelle und minimal invasive Lösung für den Ersatz fehlender Zähne. Dabei werden Implantate mittels einer OP-Schablone gesetzt. Mit Navigation erhalten Sie Ihre neuen Zähne idealerweise sofort und können direkt nach der Behandlung wieder essen.

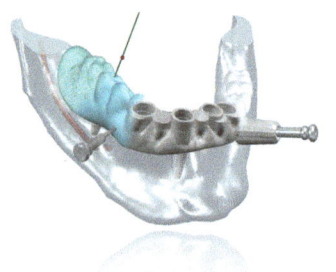
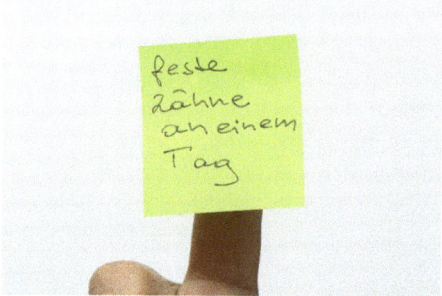

Sie möchten gerne mehr über Implantate wissen?

Fragen Sie zuerst den langjährigen Zahnarzt Ihres Vertrauens,
er wird Sie unverbindlich und kompetent beraten.
Sollte sie/er keine Implantate machen, dann arbeitet er wahrscheinlich
mit einem erfahrenen Behandler zusammen, zu dem er Sie schicken
wird, oder er kann Ihnen einen Behandler empfehlen.
Eines ist sicher: Man kann Ihnen mit Sicherheit helfen
und Ihnen Lebensqualität und Lebensfreude zurück geben!
Versprochen!

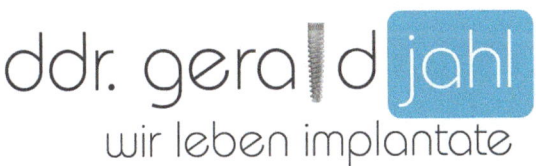

www.implantat.or.at